AF458695

OBSERVATIONS

ET

RECHERCHES

SUR

LA CYANOSE.

Se vend à Paris, chez { CREVOT, Libraire, rue de l'École de Médecine ;
BÉCHET, Libraire, place de l'École de Médecine ;

Et chez les principaux Libraires de la France et de l'Étranger.

OBSERVATIONS

ET

RECHERCHES

SUR

LA CYANOSE,

OU

MALADIE BLEUE;

PAR E. GINTRAC,

Docteur en Médecine de la Faculté de Paris, Professeur d'anatomie et de physiologie à l'Ecole royale secondaire de médecine de Bordeaux; Médecin des épidémies, Membre du Conseil de salubrité du département de la Gironde; Médecin-Adjoint de l'hospice des Enfans-Trouvés; Membre résidant de l'Académie Royale des Sciences, Belles-Lettres et Arts, et de la Société Royale de Médecine de Bordeaux; Membre honoraire de la Société Linnéenne de la même ville, et de la Société de Médecine, Chirurgie et Pharmacie du département de l'Eure; Correspondant de l'Athénée de Médecine de Paris, et des Sociétés médicales de Montpellier, Toulouse, Marseille, Tours, etc.

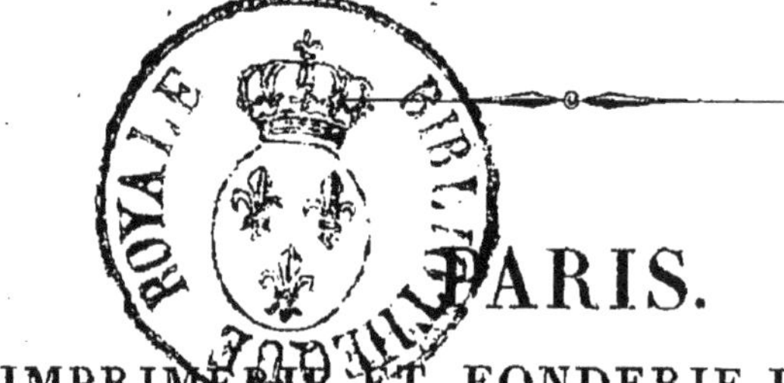

PARIS.

IMPRIMERIE ET FONDERIE DE J. PINARD,

RUE D'ANJOU-DAUPHINE, N°. 8.

1824.

PRÉFACE.

La maladie qui fait le sujet de cet ouvrage, ne paraît point avoir été connue des médecins de l'antiquité. Les modernes l'ont observée avec exactitude. Les faits qui attestent son existence sont nombreux. Longtems ils demeurèrent isolés. J'entrepris, il y a dix ans, de les réunir et de les coordonner (1). J'inférai de ce rapprochement,

(1) Je publiai une dissertation inaugurale sous ce titre : *Recherches analytiques sur diverses affections dans lesquelles la peau présente une coloration bleue, et, en particulier, sur celles que l'on a désignées sous les noms de Cyanose ou Maladie Bleue.* (Collection des Thèses de la Faculté de Paris, 1814, n° 95.) Quelque imparfait que fût cet opuscule, d'illustres professeurs, MM. *Desgenettes* (Discours prononcé à la Faculté le 7 novembre 1814, p. 16, et Bulletin de la Société de la Faculté, t. IV, p. 206), *Alibert* (Nosologie naturelle, t. I, p. 345), *Richerand* (Nouveaux Elémens de Physiologie, 8e édition, 1820, t. II, p. 502), etc., le mentionnèrent honorablement.

que toutes les affections désignées sous le nom de maladie bleue, ne devaient point être considérées comme analogues, et qu'il fallait tracer entr'elles des lignes de démarcation. J'établis quatre espèces, d'après les caractères suivans :

« 1°. Coloration bleue de la peau, déterminée par un vice de conformation du cœur, ou par la persistance des ouvertures ou des canaux de communication qui existent dans le fœtus entre le système artériel pulmonaire et le système artériel général, entre les cavités droites et les cavités gauches du cœur : constituée par le mélange du sang noir et du sang rouge ; »

« 2°. Coloration bleue, également constituée par ce mélange, mais produite longtems après la naissance, par une cause qui a rétabli les voies de communication ou changé le mode circulatoire, dans le cas où celles-ci auraient été conservées; »

« 3°. Coloration bleue, sans confusion des sangs veineux et artériel, coïncidant avec une maladie organique du cœur. »

« 4°. Coloration bleue, sans communication conservée ni rétablie entre les deux systèmes vasculaires sanguins; développée après une suppression du flux menstruel. »

J'ai réfléchi depuis (1) que les deux premières espèces, produites par un mode nouveau de la circulation du sang, pouvaient seules former un genre d'affection distinct; tandis que la coloration bleue, dans les troisième et quatrième, n'était qu'un symptôme le plus souvent accidentel de lésions variées.

La signification du mot *Cyanose* se trouvera de la sorte fixée. Ce ne sera plus une

---

(1) Dans une conférence sur ce sujet, que j'ouvris, en 1819, dans le sein de la Société royale de Médecine de Bordeaux, j'émis quelques-unes des idées que je me propose de développer.

dénomination vague, et n'exprimant qu'un changement de couleur de la peau. Ce sera le nom d'un état spécial, d'une maladie exactement déterminée, ayant ses caractères propres, et que l'on voudrait en vain rattacher à toute autre.

Ces réflexions, qui m'ont paru assez importantes, de nouvelles observations que j'ai recueillies, et des recherches nombreuses auxquelles je me suis livré, pour rendre aussi complète que possible l'histoire de la maladie bleue, m'autorisent à mettre au jour cet ouvrage. Je ne m'y décide néanmoins que d'après les conseils réitérés de plusieurs amis d'un mérite réel. On ne saurait d'ailleurs nier l'utilité de l'étude de la Cyanose. Elle a pour objet l'un des points les plus essentiels et les plus intéressans de l'anatomie pathologique. Il importait de rapprocher et de connaître ces altérations si extraordinaires auxquelles est exposé le principal instrument de la circulation. L'influence de ces lésions sur le cours du sang et sur l'exercice des fonctions devait être approfondie. La physiologie pathologique est éclairée par cet examen. La médecine pratique ne demeure point étrangère à ces progrès. De quelle importance n'est-il pas, en effet, d'établir avec justesse le diagnostic des affections que l'on observe? Que d'erreurs funestes ce soin ne peut-il pas prévenir? A quelles incertitudes ne furent pas abandonnés les médecins qui virent la Cyanose sans avoir une idée exacte de sa nature, de l'état des organes et de la circulation (1)?

---

(1) Le célèbre *Louis* convient qu'il n'avait aucune notion sur cette maladie (*Sandifort, observ. anat. path.*, lib. IV, c. x, p. 107). M. *de Chamseru*, consulté, il y a 45 ans, pour une affection de ce genre, la rapporta aux Cachexies, et la mit dans l'ordre des Ictérities. Ses réflexions furent insérées, sans remarque critique, parmi les mémoires de l'une des plus illustres sociétés de méde-

A quel danger une pareille ignorance n'expose-t-elle pas les malades? Que d'essais infructueux et nuisibles le désir de soulager ces infortunés ne peut-il point faire entreprendre (1)? Les intérêts de la science et ceux de l'humanité se réunissaient donc en faveur des recherches dont je publie aujourd'hui les résultats.

---

cine de l'Europe (*Hist. de la soc. roy. de méd. de Paris*, t. IV, p. 264). Plus récemment on a vu les principaux médecins d'une capitale donner l'exemple d'un doute semblable (*voyez l'observation* 37e). On peut juger par là, combien était, naguères encore, imparfaite ou peu répandue la connaissance de la Cyanose.

(1) *Hunter* a signalé ces dangers : « Though the cure of diseases be the first object of our profession, the knowledge of incurable complaints is of such importance to humanity, particularly in restraining us from bleeding, blistering, vomiting, purging, cutting issues, applying caustics : in a word, *torturing* a *miserable* and incurable human creature. » *Medical observ. and inquiries*, t. VI, p. 309.

OBSERVATIONS

ET RECHERCHES

SUR

LA CYANOSE,

OU

MALADIE BLEUE.

CONSIDÉRATIONS GÉNÉRALES.

La Cyanose est une maladie constituée par l'introduction du sang veineux dans le système artériel général, en vertu de communications ouvertes, soit entre les cavités droites et gauches du cœur, soit entre les principaux troncs vasculaires : maladie qui est accompagnée de la coloration bleuâtre, livide, de la peau et des membranes muqueuses.

L'altération de la couleur des tégumens est l'un des principaux *symptômes* de cette affection : les lésions organiques du cœur ou des gros vaisseaux sont *les conditions* nécessaires de sa production. Le mélange des sangs rouge et noir, et la distribution de ce fluide m ixt par le moyen des artères dans toutes les parties du corps, en déterminent le *caractère essentiel.*

Il n'est aucune maladie, en effet, qui présente une pareille déviation du cours que suit ordinairement le sang. Le mécanisme de la circulation se trouve profondément lésé. Cette fonction n'est point ce qu'elle doit être dans l'adulte. Elle ressemble à ce qu'elle était chez le fœtus, et devient analogue à celle des reptiles. Le sang veineux, au lieu de se rendre en totalité dans les poumons, est détourné vers les cavités gauches du cœur ou dans le tronc de l'aorte, se mêle au sang rouge, altère sa couleur, et diminue, affaiblit les avantages précieux qu'il venait de recevoir de l'influence de l'air. C'est ce mode nouveau de la circulation, qui donne naissance aux divers symptômes de la maladie bleue. Aussi tous les individus chez lesquels existe cette grave et profonde aberration, offrent-ils des phénomènes comparables, paraissent-ils doués d'une sorte de constitution propre et caractéristique; et la plupart des exemples de Cyanose, que les observateurs ont recueillis, présentent-ils une ressemblance manifeste, ont-ils des rapports mutuels et en quelque sorte un air de famille, qui motivent assez leur rapprochement.

Les lésions organiques du cœur ou des gros vaisseaux, en vertu desquelles des communications immédiates sont ouvertes entre les deux systèmes vasculaires sanguins, ne constituent point la Cyanose elle-même. Effectivement, chez une infinité de sujets, le trou interoriculaire s'est conservé jusqu'à la mort, sans amener le moindre trouble dans la circulation, et, par conséquent, sans occasioner la maladie bleue. Or, les personnes chez lesquelles cette disposition vicieuse avait lieu, présentaient la condition la plus favorable au développement de la Cyanose. Pour la production de celle-ci, il eût suffi qu'une cause quelconque fût venue troubler l'harmonie des mouvemens du cœur, et contraindre le sang à se détourner des voies qui lui sont naturellement assignées. Ainsi, cette lésion organique, qui peut exister chez des individus dont les fonctions et même la circulation du sang n'éprouvent aucun dérangement notable, ne forme point l'essence de la maladie dont il s'agit. D'ailleurs les vices de conformation du cœur et des gros vaisseaux sont très-diversifiés, et cependant leurs conséquences, dans les cas de Cyanose, sont toujours les mêmes. Aussi, le mode particulier de la lésion de structure ne saurait-il, durant la vie, être rigoureusement spécifié, tandis que la déviation du cours du sang est facilement prévue, longtems avant la mort. Enfin, le même vice d'organisation produit, selon les circonstances coïncidentes, les résultats les plus différens. Qu'une perforation, par exemple, du septum des oreillettes ou des ventricules permette au sang rouge de s'introduire dans les cavités droites du cœur, et de couler, avec le sang veineux, dans l'artère pulmonaire dilatée, loin d'occasioner une maladie bleue, cette lésion organique deviendra l'agent immédiat d'effets entièrement opposés (1).

De tous les symptômes de la Cyanose, le plus constant est la coloration bleue des tégumens; mais seul il ne la caractériserait pas. Il se re-

---

(1) Cette proposition est confirmée par divers faits; voyez ceux relatés par MM. *Lemaire*, (Bulletin des sciences médicales, t. v, p. 15); *Delondre*, (Journal général de médecine, t. LX, p. 38.) Voyez l'article intitulé : *Physiologie pathologique*.

marque dans plusieurs genres de maladies très différens, et que l'on ne pourrait rapprocher, par le seul motif de cette analogie extérieure, sans encourir les reproches, tant et si justement adressés à *Sauvages*. En histoire naturelle, une classification est vicieuse, lorsqu'elle n'a pour base que quelques attributs secondaires. De même, en nosologie, un symptôme ne suffit point pour rallier des affections qui, sous plusieurs autres points de vue, diffèrent notablement. Les maladies, comme les innombrables productions de la nature, doivent être éloignées ou réunies, distribuées, en un mot, dans leurs cadres respectifs, suivant l'analogie générale, les différences ou les rapports essentiels qu'elles offrent.

Bien que la coloration violacée bleuâtre de la peau et des membranes muqueuses ne constitue point seule la Cyanose, c'est néanmoins de ce symptôme que dérivent la plupart des dénominations imposées à cette maladie. On l'a nommée *Ictère bleu* (1), *Ictère violet* (2), *maladie*

---

(1) A. Ph. *Paracelse* avait parlé d'une *Icteritia cœlestina seu cyanea*, mais sans donner à ce sujet des détails satisfaisans (*de Icteritiis*, c. 1, p. 487).

(2) M. *A. de Chamseru*, Mem. soc. roy. de méd. de Paris, t. IV, p. 265.

bleue (1), *Cyanose* (2), *Cyanopathie* (3), *Cyanodermie* (4). M. *Tartra* avait proposé de l'appeler *maladie par surhydrogénation du sang, ou par confusion du sang rouge et du sang noir, ou Dishématose* (5). Cette désignation serait longue et néanmoins incomplète. Beaucoup d'observations consignées dans différens recueils, surtout anglais, n'ont qu'un titre vague par lequel la lésion organique du cœur est seulement indiquée (6).

Les noms de la plupart des maladies n'expriment qu'un de leurs attributs. Les esprits justes sentent qu'il est impossible de caractériser complètement d'un seul mot l'affection morbide la plus simple. Ce serait donc sans succès ou sans fruit que l'on chercherait, que l'on proposerait de nouvelles dénominations pour donner,

---

(1) Morbus cœruleus, *Schuler*, *Kaemmerer*, *Tobler*, *Fr. Haaze*, etc.

(2) De χυανος bleu et νοσος, maladie, mot créé par M. *Baumes* (Fondem. de la science méthodique des maladies, cl. 2, desoxygeneses, genre 2).

(3) De χυανος et παθος, affection, maladie : nom donné par M. *Marc*, (Dictionnaire des sciences médicales, t. III, p. 216.)

(4) De χυανος et δερμα, peau : (Dictionnaire abrégé des sciences médicales, t. V.)

(5) Bulletin des sciences médicales, t. IV, p. 232.

(6) Observat. de *Hunter*, *Pulteney*, *Spry*, *Tupper*, *Standert*, etc.

de la maladie dont je m'occupe, une idée précise et suffisante. J'emploie, de préférence aux autres noms, celui de Cyanose, parce qu'il est court et qu'il a le droit de priorité. Du reste, si l'on crée une autre expression plus convenable et plus juste, je m'empresserai de l'adopter.

La maladie bleue consistant en un dérangement de la circulation, et résultant d'une lésion organique du cœur, doit nécessairement être classée à côté de ces affections. C'est aussi parmi les angioses que M. *Alibert* l'a rangée.

Cette maladie étant encore peu connue, j'ai dû recueillir avec soin tous les faits propres à rendre son histoire plus exacte et plus complète; et comme la plupart de ces observations sont consignées dans des ouvrages rares, ou éparses dans différentes collections, j'ai pensé qu'il convenait de les rapporter textuellement. Ce seront les élémens de mon travail, les documens positifs que j'invoquerai sans cesse, les bases solides sur lesquelles reposeront tous les corollaires que je déduirai.

PREMIÈRE PARTIE.

OBSERVATIONS (1).

OBSERVATION PREMIÈRE.

Trou ovale conservé : Artère pulmonaire rétrécie à son origine.

Une jeune fille, toujours malade depuis sa naissance, respirant avec peine, à cause de son extrême débilité, avait toute la peau d'une couleur livide; parvenue à l'âge d'environ seize ans, elle mourut. Son cœur était petit, arrondi vers le sommet. Le ventricule gauche avait la forme que présente ordinairement le droit, et celui-ci, à son tour, était conformé comme l'est naturellement le gauche. Mais quoique plus large, le ventricule pulmonaire avoit des parois plus épaisses. L'oreillette droite était également deux fois plus grande et plus charnue que la gauche.

(1) Je suivrai dans l'exposition des faits, autant qu'il sera possible, l'ordre chronologique.

Entre ces deux cavités se trouvait le trou ovale, qui pouvait admettre le petit doigt. Des trois valvules triangulaires, une seule avait ses justes dimensions ; les autres étaient plus petites : les valvules sygmoïdes qui se trouvent à l'embouchure de l'artère pulmonaire, étaient à leur base dans l'état naturel, mais elles paraissaient cartilagineuses à leurs parties supérieures ; déjà même elles présentaient un point osseux, et elles étaient dans cet endroit tellement unies qu'elles laissaient à peine, pour le passage du sang, une ouverture de la largeur d'une lentille. Il y avait autour de ce trou quelques petites productions à la fois charnues et membraneuses, qui étaient placées de manière à pouvoir remplacer les valvules, permettant au sang de sortir, mais s'opposant à son retour (1).

OBSERVATION DEUXIÈME.

Aorte recevant le sang des deux ventricules : Trou interoriculaire ouvert : Artère pulmonaire rétrécie.

Un enfant mâle naquit en bonne santé et de parens sains, le 17 novembre 1764. Il fut allaité par une nourrice sujette à des accidens convul-

(1) Morgagni, *De sedibus et causis morborum*, epist. XVII, nº 12.

sifs, et qui ne put lui donner son lait que pendant environ six semaines. Il fut ensuite nourri, durant une année entière, par une autre femme bien portante, gaie, et fournissant en abondance un excellent lait. Cet enfant croissait fort bien : il acheva sa première année en parfaite santé, autant du moins que son apparence extérieure et sa constitution le donnaient à connaître.

Mais cette première année s'était à peine écoulée, que les symptômes graves qui, dans la suite, furent portés à un si haut degré, commencèrent à se manifester. La lividité des doigts et des ongles, tantôt plus, tantôt moins marquée, attira d'abord l'attention des parens. Cet effet ne pouvait être attribué à la compression exercée par les vêtemens; il n'était pas néanmoins assez intense pour réclamer les conseils d'un médecin; l'enfant paraissant d'ailleurs en bon état, s'appuyant sur ses pieds, commençant à marcher, et se promenant tout seul avant l'âge de deux ans accomplis.

Il se plaignait cependant d'une fatigue notable, aussitôt qu'il exécutait des mouvemens, bien qu'il agît moins que les enfans de son âge. Il éprouva un catarrhe, accompagné d'une toux forte et fatigante. Ayant refusé avec opiniâtreté un médicament, on observa, le jour suivant, sur sa face, des taches d'abord rouges, puis livides. La toux l'incommodait de tems en tems. Le mouvement lui semblait de plus en plus pénible, et dès qu'il s'était fatigué, son visage, ses mains et ses pieds acquéraient une lividité très remarquable. Alors la couleur des lèvres et de la langue devenait souvent presque noire; le repos la ramenait à son état naturel. Ces changemens s'observaient presque tous les jours. Cependant le corps prenait beaucoup d'accroissement en longueur, l'appétit était assez vif, et l'enfant ne se plaignait que de lassitude, d'une douleur compressive à la partie supérieure de la tête, d'anxiétés, surtout dans les saisons rigoureuses. Il éprouvait un si grand froid, même intérieurement, que, dans l'hiver, la chaleur des foyers pouvait à peine réchauffer son corps, et que, dans l'été, les rayons du soleil le plus ardent ne faisaient sur lui presqu'aucun effet, et ne provoquaient point la sueur.

Au commencement de mars 1767, une saignée fut faite, afin de diminuer, pour un tems, l'anxiété et la douleur de tête. Le sang parut alors épais, noir, et après qu'il se fut refroidi, le caillot ne se sépara point du sérum.

Vers la fin de la même année, le jeune malade contracta la variole et en guérit avec facilité, l'anxiété n'ayant point alors augmenté. Peu de mois s'étant écoulés, il fut atteint de la rougeole et de la varicelle : l'affection principale n'en fut ni augmentée ni diminuée; mais lorsqu'il fut rétabli de ces maladies éruptives, et dès qu'il fit quelques mouvemens, les symptômes déjà mentionnés le tourmentèrent, surtout l'anxiété qu'accompagnaient, et souvent que suivaient de si violentes palpitations de cœur, que l'on pouvait voir et même entendre les battemens de ce viscère. L'équitation, alors proposée de manière à mouvoir le corps sans causer de fatigue, ne fut point utile et ne put être long-tems supportée.

Le célèbre *Gaubius*, appelé en consultation dans l'année 1769, indiqua comme nécessaire le mouvement que l'on procurerait, sans néanmoins fatiguer le malade; il conseilla l'usage des bains froids, employés deux fois le jour, de telle manière que l'on ne ferait monter l'eau qu'au genou, le premier jour; le second, à l'abdomen; et les suivans, aux parties supérieures, jusqu'à ce que l'on fût parvenu au cou : ce bain ne devait durer qu'un quart d'heure. On devait, ce qui fut impossible, imprimer des mouvemens à l'enfant, en le mettant au lit; exercer des frictions avec soin sur le corps, mais s'abstenir de ce moyen si l'enfant capricieux y répugnait. Le bain ne fut pas souvent employé; car lorsque l'eau vint jusqu'au thorax, ce jeune malade fut en proie à de si vives anxiétés, qu'on ne put le résoudre d'entrer tranquillement dans l'eau. On s'efforça, mais sans succès, de guérir la maladie, ou, du moins, de la rendre plus supportable, en prescrivant un léger mouvement, et des saignées répétées de tems en tems. Le même état persista. Dès que l'anxiété acquérait de l'intensité, elle s'accompagnait d'une toux sèche, qui diminuait ensuite avec l'anxiété.

Cette triste série de maux tourmenta, tantôt plus, tantôt moins, cet enfant, jusqu'en 1774; alors l'anxiété augmenta tellement, et les palpitations de cœur devinrent si fortes, que les accès surpassèrent tous les précédens par leur intensité; les lipothymies, la céphalalgie compressive, la tuméfaction des veines jugulaires, leur mouvement ondulatoire ou leurs pulsations furent observés. L'équitation étant entièrement impossible, pour ne pas priver cet enfant de tout exercice, on le menait chaque jour, ou de deux jours l'un, en voiture. Ayant été saigné au mois de mai, l'anxiété diminua de nouveau, et il fut plus apte à l'exercice; aussi se promenat-il près d'une heure sans se fatiguer beaucoup, et l'espérance de le voir recouvrer la santé se réveilla-t-elle dans le cœur de ses parens : mais en automne, tous les symptômes s'aggravèrent; une toux sèche et anxieuse provoquait l'expectoration de crachats sanguinolens, et ensuite d'un sang pur; raison pour laquelle, au mois de novembre, on le saigna deux fois dans l'espace de quatre jours. Cependant l'anxiété persistait, et même devenait telle, que la mort semblait prochaine; l'enfant lui-même sentait qu'il n'existerait pas long-tems, annonçant souvent que sa maladie était inconnue, incurable par sa nature, et que personne ne pouvait comprendre ce qu'il éprouvait dans la région du cœur. Le 14 décembre, la saignée ayant été de nouveau pratiquée, il en résulta un soulagement de quelques jours; mais peu à peu la maladie tendait vers un état plus fâcheux : aussi l'hiver, presqu'insupportable à l'enfant, fit-il naître les plus grandes craintes.

Aux mois d'avril et de juillet, les saignées furent répétées; on administra les décoctions apéritives et dépuratives : le malade vécut, pendant cette année, sans éprouver le moindre soulagement. Durant tout le cours de la maladie, on n'observa presque jamais de fièvre.

Les prescriptions du docteur *Hahn*, consulté au commencement de 1776, n'apportèrent qu'une amélioration passagère : la maladie reprit toute son intensité; le mouvement devint entièrement impossible, et si le moindre exercice avait lieu, une grande quantité de sérosité s'écoulait de la bouche, une lipothymie avait lieu, et la vue s'obscurcissait. Les médicamens que l'on administra vers cette époque furent infructueux : les anxiétés prenaient un accroissement remarquable, surtout lorsque ce malade allait au lit : ce qui lui plaisait avant, déjà ne l'affectait plus; sa face se tuméfiait; ses pieds devenaient œdémateux; enfin il traîna une vie misérable jusqu'au 8 mars 1777, jour où, saisi d'une anxiété très grande, il cessa de vivre.

L'examen du cadavre eut lieu le 10 du même mois; on n'ouvrit que le thorax et le cou.

La couleur des tégumens était moins livide que pendant la vie; une grande quantité de sang stagnait dans le cœur et les gros troncs. Il y avait tant de sang dans les vaisseaux, même dans les plus petits, qu'il coulait sans cesse, et était un obstacle aux recherches; aussi, fallut-il beaucoup de tems avant d'avoir pu découvrir l'intérieur du thorax. Cette cavité ayant été largement ouverte, le péricarde se montra comme une masse volumineuse, ceinte en quelque sorte par les poumons affaissés. Dans le péricarde était le cœur, rempli de beaucoup de sang : il s'étendait depuis le diaphragme (qui était au niveau, à droite de la cinquième côte, et à gauche de la sixième) jusqu'à l'intervalle de la première et de la deuxième côtes, et il remplissait tellement les parties latérales du thorax, que l'on n'apercevait que la partie antérieure du poumon droit, c'est-à-dire, le bord des lobes supérieur et moyen, et qu'on ne distinguait qu'une très petite partie de la région latérale et supérieure du poumon gauche. On voyait au-dessus du péricarde la veine cave supérieure et l'origine des sous-clavières, encore recouverte par une partie du thymus.

Le péricarde ayant été disséqué, il s'en écoula une certaine quantité d'eau, mais moins que chez d'autres sujets, qui néanmoins ne sont pas sensés atteints d'hydropéricarde.

Le cœur, dégagé de son enveloppe, était très volumineux, mais non d'une manière égale. Les deux ventricules n'étaient pas distendus au même degré; le droit, ainsi que l'oreillette du même côté et son appendice auriculaire, étaient beaucoup plus gorgés de sang que le gauche, et toutes les veines qui rampent à la surface du cœur étaient, jusqu'à leurs dernières extrémités, tellement dilatées, que l'injection la plus heureuse ne les aurait pas rendues plus distinctes.

Les rameaux des veines sous-clavières, et surtout les jugulaires, étaient pleines d'un sang noir et sans consistance. La veine cave supérieure, dans l'endroit où elle reçoit un feuillet du péricarde, n'excédait pas, quant à son diamètre, les proportions ordinaires; mais l'inférieure les dépassait évidemment. Les veines pulmonaires contenaient du sang, mais pas excessivement; l'aorte était plus dilatée qu'elle n'a coutume de l'être à son origine, mais l'artère pulmonaire était très resserrée depuis sa naissance jusqu'à sa bifurcation : on ne trouva aucun vestige du canal artériel.

Les poumons, examinés à leur surface, n'offraient aucune altération; cependant ils étaient petits, comprimés, peu extensibles, et faisaient assez connaître qu'ils n'étaient point propres à s'acquitter convenablement de leurs fonctions.

Mais l'aspect extérieur du cœur donnait à penser que cet organe cachait la source unique de tous les symptômes qu'on avait observés. Après avoir lié les vaisseaux qui en partent ou qui s'y rendent, on le soumit à l'examen suivant.

Ayant d'abord ouvert l'oreillette droite avec son appendice, et donné issue au sang copieux, noir, fluide, qu'elle contenait, on put examiner cette cavité. Sur la cloison qui la séparait de la gauche, on remarqua une ouverture appartenant au trou ovale, susceptible d'admettre un fort stylet.

Le doigt, introduit dans le ventricule droit, puis courbé à son extrémité vers l'orifice artériel, ne pouvait, en aucune manière, découvrir l'origine de l'artère pulmonaire, mais pénétrait sans la moindre difficulté dans un autre canal très large, dans l'artère aorte elle-même.

Le ventricule droit fut divisé dans l'endroit opposé à la valvule, depuis la partie postérieure de l'orifice artériel jusqu'au sommet de la cavité, et alors, ayant soulevé la valvule, non seulement le doigt, mais encore l'œil découvrit l'orifice de l'aorte, dont le bord était lisse : le doigt, introduit dans cette ouverture, et dirigé ensuite en bas, parvenait dans le ventricule gauche. L'aorte, divisée à une distance suffisante des valvules sémi-lunaires, et examinée, on apperçut le bord qui séparait son orifice en deux parties; l'une, plus grande, com-

communiquant avec le ventricule droit ; l'autre, moindre, appartenant au ventricule gauche.

Les artères aorte et pulmonaire, ayant été divisées près du cœur, on les examina successivement.

A l'orifice de l'artère pulmonaire, on distingua ses valvules très petites, presque adhérentes entre elles, et surchargées d'une substance comme granuleuse, et analogue aux excroissances charnues. Cet orifice, à peine susceptible d'admettre l'extrémité d'un stylet fin, le laissait passer dans le ventricule, mais ne lui permettait pas un retour aussi facile du ventricule dans l'artère.

Lorsque ce canal fut ouvert en entier, on ne vit que deux valvules sygmoïdes rendues très difformes, à cause de la substance granuleuse déjà mentionnée.

Ayant disséqué la partie de l'oreillette droite qui est voisine de l'aorte, ainsi que l'artère elle-même, deux valvules entières, derrière lesquelles se trouvaient les orifices des artères coronaires, se montrèrent; la troisième ayant été divisée dans sa partie moyenne.

Le rebord lisse, arrondi, distinguant l'ouverture du ventricule droit de celle du ventricule gauche, terminant en haut la cloison des deux ventricules, se montra parfaitement. Il ne resta plus le moindre doute sur la libre communication de l'aorte avec les deux ventricules.

L'oreillette gauche parut petite et n'offrit d'autre particularité que l'ouverture du trou de botal.

Le ventricule du même côté ne présenta de remarquable que le rebord offrant l'origine de l'aorte. On ne trouva point dans l'épaisseur des ventricules une différence semblable à celle qui souvent a lieu; mais le droit, s'il n'étoit pas plus épais, du moins l'était autant que le gauche. On n'observa aucune concrétion polypeuse (1).

OBSERVATION TROISIÈME.

Trou ovale large : Origine de l'artère pulmonaire presque oblitérée.

Une jeune fille, âgée d'environ quinze ans, avait la démarche lente et si difficile, que souvent, au troisième pas, elle était obligée de s'arrêter. Ses mains, ses ongles surtout, ses bras, sa face, ses lèvres, le blanc de ses yeux, offraient une lividité surprenante. On sentait au côté gauche de la poitrine une pulsation forte et continue. La

(1) *Ed. Sandifort*, observationes anatomico-pathologicæ. Lugduni Batavorum, 1782, p. 10.

malade éprouvait une faiblesse incroyable dans tous les membres. Elle ne pouvait user que d'une nourriture légère, et presque liquide; encore l'avalait-elle avec peine. Elle avait presque toujours le ventre serré. Lorsque le vent de nord-est soufflait, surtout pendant l'hiver, elle se trouvait ordinairement si mal, qu'elle paraissait quelque fois sur le point de suffoquer. Sa voix était très faible et comme brisée; son pouls débile et fréquent. Elle n'était point réglée. Sa constitution avait toujours été délicate et son tempérament bilieux. Cette maladie qui, dans la suite, fit des progrès de jour en jour plus grands, survint à l'âge de cinq ans, après une chûte de très haut, accompagnée d'une violente terreur, et fut, pendant près de trois ans, à peu près stationnaire. Paraissait-elle un peu diminuer, qu'aussitôt elle s'aggravait. On ne put découvrir aucune gêne dans la respiration. Enfin, dans l'hiver, par un tems serein, mais très froid, la malade se plaignit d'une douleur dans le côté gauche, et rendit par la bouche, sans toux et sans effort, un sang visqueux et noir, ce qui ne l'empêcha point d'aller dans la rue demander l'aumône, comme elle avait coutume de le faire. Cependant sa voix était interrompue et sa faiblesse très considérable. Elle vécut ainsi jusqu'au quatorzième jour. Elle s'éteignit en revenant du lieu qu'elle avait choisi sur la voie publique pour s'asseoir et mendier.

Le jour suivant, eut lieu l'ouverture du cadavre. On remarqua d'abord une teinte livide répandue sur le visage, le cou, les mains et tout le corps. Le volume de l'estomac, du foie et de l'épiploon, était très considérable. Le diaphragme, très affaibli, s'enfonçait dans la partie supérieure de la cavité thoracique avec une partie de l'intestin grêle. Toutes les veines étaient noirâtres, flexueuses, et si distendues que leurs ramifications, même les plus petites, étaient extrêmement apparentes. Les poumons resserrés, presque entièrement privés de sucs, étaient renitens. Le lobe gauche présentait une teinte noirâtre dans le lieu même où la douleur s'était faite sentir, dans les dernières années de la vie; il offrait, en cet endroit, une adhérence intime avec la pleure. On trouva trois onces environ de sang répandues sur le diaphragme : ce fluide semblait avoir exsudé de la pleure et du médiastin, parce que ces parties en étaient baignées. On en découvrit aussi une certaine quantité dans la trachée. Mais ce qui parut le plus digne d'étonnement, ce fut la structure du cœur. Il était d'une amplitude à peu près égale à sa base et à son sommet, de manière qu'il n'était point conoïde, mais affectait plutôt une forme presque cubique. Le ventricule gauche très large avait une figure analogue à celle que présente le droit, et celui-ci offrait, dans ses parois, des colonnes charnues et des fibres musculaires volumineuses, épaisses, fortes, en un mot, semblables à celles du ventricule aortique. Le sang que renfermaient ces cavités, était également visqueux, noirâtre. L'artère pulmonaire était tellement oblitérée par l'union mutuelle des valvules sygmoïdes, que l'eau injectée dans ses parois ne coulait que par une petite ouverture faite auparavant par mégarde, en introduisant une sonde très fine. Ce vaisseau était rugueux, très resserré, et vide de sang. Le canal artériel, autant qu'on en pût juger, était fermé; le trou ovale, au contraire, était ouvert; il était plus large qu'on ne le voit dans le fœtus, surtout du côté droit (1).

---

(1) *Tacconi*, de morbo, qui lapsum ab excelso loco et indè ortum terrorem consecutus est : *De Bononiensi scientiarum et artium instituto atque academiâ commentarii* 1783, t. VI, p. 64.

OBSERVATION QUATRIÈME.

Trou de botal ouvert : Artère pulmonaire oblitérée à son origine, mais recevant le sang de l'aorte par le canal artériel.

Un enfant mâle, premier né, vint au monde à huit mois, d'après le compte de sa mère. L'accouchement ayant été très naturel, cet enfant fut confié de suite aux soins d'une nourrice. Il respira et ria d'abord comme un autre; mais bientôt on s'apperçut que sa peau était, sur tout le corps, livide, noirâtre, et que la respiration était laborieuse; les mouvemens du cœur étaient si violens, qu'on les apercevait de loin, à cause du soulèvement et de l'agitation considérables et continuels qu'ils entretenaient dans la région précordiale : la main placée sur cette partie sentait des palpitations effrayantes.

Il est assez fréquent de voir, pendant quelque tems après la naissance, les enfans encore livides et respirant avec peine. Aussi le docteur *Hunter* espérait-il que les voies aériennes se débarrasseraient des mucosités par les cris, la toux, l'éternuement, et que les symptômes se dissiperaient graduellement. Il fit respirer des substances volatiles, pratiquer des frictions chaudes et prendre un lavement, lequel eut immédiatement son effet;

il ordonna l'application d'un vésicatoire au cou, et communiqua ses craintes à la famille. Cet enfant vécut treize jours. Pendant ce tems, les violentes palpitations de cœur continuèrent; la noirceur de la peau ne disparut jamais; elle diminua seulement par intervalle, et était alors remplacée par une pâleur cadavéreuse ou une teinte cendrée. Le vésicatoire, les lavemens, les purgatifs, les substances volatiles et fétides, et plusieurs eaux médicamenteuses, vantées comme infaillibles dans des circonstances semblables, n'eurent aucun effet avantageux.

Cet enfant prenait très peu de nourriture, tétait à peine : on lui faisait prendre du lait récemment tiré du sein de sa nourrice. Deux ou trois jours avant sa mort, sa respiration parut tellement gênée, et lui-même devint un objet si piteux à voir, que chacun prédit sa fin prochaine. Parvenu à ce point, il eut plusieurs fois des convulsions.

L'ouverture du cadavre ne présenta d'altération que dans le système circulatoire.

Les vaisseaux en général, et surtout les veines, étaient distendus par un sang noir; les vaisseaux cardiaques étaient parfaitement injectés.

Le trou de botal était très large : le ventricule droit, extrêmement resserré, offrait à peine l'apparence d'une cavité. L'artère pulmonaire, entièrement obliterée à son origine, était libre dans le reste de son étendue, quoique d'un petit diamètre : elle recevait encore du sang par le canal artériel (1).

OBSERVATION CINQUIÈME.

Aorte recevant le sang des deux ventricules : Artère pulmonaire très étroite à son origine.

Un enfant mâle, prèmier né, remarquable dès sa naissance par sa mauvaise santé, fut soumis, vers l'âge de huit ans, à l'observation du docteur *Hunter.* Sa figure était très extraordinaire : il offrait, dans le cercle supérieur, le volume, à peu près, que comportait son âge; mais les autres parties de son corps ne présentaient pas un développement proportionné. Cependant, quoique chétif, il ne paraissait pas flétri par la consomption; il semblait être dans son état naturel. La teinte de son corps avait toujours été sombre, ou tendant au noir. Différentes méthodes de traitement avaient été employées sans soulagement apparent. On se bor-

(1) *William Hunter*: Three cases of mal conformation in the heart read July 28, 1783: Case 1. *Medical observations and inquiries*, vol. VI; p. 291.

nait à calmer les symptômes les plus graves, dont les exacerbations toujours intenses étaient plus violentes et plus rapprochées en certains tems qu'en d'autres. En général, elles étaient plus prononcées à la ville qu'à la campagne ; aussi, garda-t-on ce jeune malade presque constamment à la maison de campagne de ses parens, pendant plusieurs années. Il sentait ordinairement l'approche de l'accès, il éprouvait une forte oppression dans la région précordiale ; il devenait faible, languissant ; sa couleur prenait un aspect plus sombre, une teinte plus foncée ; il tombait en défaillance, et paraissait insensible. Communément, il revenait bientôt de l'accès en baillant, sanglottant, et se plaignant d'un sentiment de fatigue. Quelque trouble dans les facultés morales, ou un mouvement violent du corps, occasionait, en général, ces accès. Mais, dans les dernières années de sa vie, ce jeune homme découvrit, par le secours de sa propre observation, le moyen de les éviter entièrement, ou du moins, d'en diminuer beaucoup la violence ou la durée. C'était de se coucher de suite sur le tapis, du côté gauche, et de demeurer immobile dans cette position pendant dix minutes environ. Le docteur *Hunter* vit ces essais se faire avec succès.

Ce célèbre observateur, jugeant qu'il existait une altération profonde dans la structure du cœur, ne recommanda que la tranquillité, le séjour à la campagne, et un régime exact.

La mort ayant eu lieu, on trouva l'artère pulmonaire si étroite à sa naissance du ventricule droit, qu'elle aurait à peine donné passage à une petite sonde. En outre, la cloison des ventricules manquait, ou mieux, était perforée près la base du cœur; de sorte que le doigt pouvait aisément passer par cette ouverture de l'un dans l'autre ventricule; et l'orifice de l'aorte étant situé fort près de cette perforation, recevait, dans la contraction du cœur, le sang du ventricule droit aussi bien que du gauche. (1)

OBSERVATION SIXIÈME.

Aorte recevant le sang des deux ventricules : Artère pulmonaire étroite.

Une difficulté très grande du mouvement musculaire, l'impossibilité, presque complète, de se livrer aux moindres efforts, avaient été le sujet continuel des plaintes d'un jeune homme,

---

(1) *Hunter*, medical Observ. and inquirics, tom. VI, p. 299, case 2.

dans le corps duquel fut trouvée l'altération que l'on va indiquer. Quelque tems avant sa mort, ces symptômes augmentèrent graduellement, jusqu'à ce qu'enfin il lui fût souvent impossible de se promener dans la rue, sans revenir très faible, respirant à peine, et ayant la face et les mains presque noires. Sa mort ne fut cependant point l'effet immédiat de cette affection habituelle. A l'âge de treize ans et neuf mois, revenant d'un voyage, il fut pris d'une dysenterie à laquelle il succomba.

Ouverture du cadavre. Le tissu cellulaire souscutané était pénétré de beaucoup de graisse; l'épiploon, très large, en était aussi surchargé; le foie était dans l'état naturel; la vésicule biliaire, pleine, mais sans concrétion : elle présentait cependant un aspect peu commun, étant divisée sensiblement en deux cavités par un resserrement membraneux : l'estomac parut fort large, mais exempt d'altération, ainsi que tout le trajet des intestins, si ce n'est que les vaisseaux de la partie la plus inférieure de l'iléon, dans l'espace de trois ou quatre pouces, étaient un peu plus injectés que ceux des autres parties de cet intestin. La rate, les reins et les autres viscères de l'abdomen, ne présentaient aucune lésion.

Les poumons furent trouvés très petits et affaissés ; en quelques points, tellement flasques, qu'ils semblaient évidemment incapables de remplir leurs fonctions. Ils étaient d'ailleurs sans inflammation ni tubercule.

Le péricarde contenait un peu de sérosité ; le cœur était ferme dans sa texture, et d'un volume ordinaire. Il n'y avait rien de remarquable dans la capacité ou la conformation générale des sinus et des ventricules, si ce n'est que l'oreillette gauche était très petite. L'examen le plus attentif ne fit découvrir aucune altération dans les valvules, soit des ouvertures auriculo-ventriculaires, soit des orifices artériels ; mais on trouva un canal de communication entre les deux ventricules : il était situé dans une direction oblique, près de la base du cœur, assez large pour pouvoir admettre l'extrémité d'un doigt du côté de l'aorte, ainsi que de celui de chaque ventricule ; la cloison des ventricules paraissait se terminer avec ce canal, lequel était dépourvu de toute sorte de valvule, et était, dans tous ses points, parfaitement uni. L'embouchure de l'artère pulmonaire était plus étroite et plus ferme qu'elle n'a coutume de l'être (1).

(1) *Richard Pulteney*, an account of an extraordinary confor-

OBSERVATION SEPTIÈME.

Trou intéroriculaire ouvert.

« Un jeune anglais, âgé de neuf ans, jouissait, en apparence, d'une bonne santé. Il avait habituellement le visage très haut en couleur ; et dès qu'il marchait un peu, il devenait presque noir, tant il était violet. Les extrémités supérieures et inférieures étaient toujours froides et violettes. Il ne pouvait marcher que sur un terrein plat. Dès qu'il fallait monter, l'oppression lui devenait insoutenable. On avait administré à ce malade tous les remèdes que l'on croyait propres à cette maladie, laquelle on avait cependant reconnu dépendre d'un vice d'organisation dans le trou de botal : remèdes, régime, attentions, tout fut inutile ; il succomba à ses maux avant d'avoir atteint sa douzième année. L'ouverture du cadavre justifia le diagnostic porté sur son état (1). »

---

mation of the heart ; read ad the college, may 28, 1785. *Medical transactions published by the college of physicians of London*, vol. III, p. 339.

(1) *Jurine*, Mémoires de la Société royale de médecine de Paris. 1789. tom. x, p. 51.

OBSERVATION HUITIÈME.

Trou ovale et canal artériel conservés.

« Un enfant de six mois fut rapporté par sa nourrice auprès de ses parens, pour une incommodité qui paraissait surprenante. Cet enfant avait toujours les doigts des mains et des pieds violets, quoiqu'on fit tout pour les réchauffer, imaginant que le froid en était la cause. Son visage était plombé, ses yeux très enfoncés, et toutes les structures du crâne encore ouvertes. On crut d'abord que le lait de la nourrice était trop clair et ne convenait pas à cet enfant : on lui en substitua une autre. Ce fut en vain; les symptômes continuèrent. Malgré tous les remèdes et les soins maternels, il périt au terme de dix mois. On en fit l'ouverture : on trouva que le trou de botal n'était fermé qu'à moitié par une bride musculaire; et que le canal artériel, quoique sensiblement diminué, subsistait encore : l'oreillette gauche du cœur était très spacieuse, et le sang veineux avait une couleur tellement foncée, qu'on l'aurait pris plutôt pour du sang mêlé avec le noir de fumée (1). »

---

(1) *Jurine*, Mém. de la Soc. roy. de médecine, tom. x, p. 52.

OBSERVATION NEUVIÈME.

Aorte naissant du ventricule droit, artère pulmonaire du gauche : Canal pulmo-aortique et trou interoriculaire conservés.

Le docteur *Wollaston*, d'Edmundsbury, donna connaissance à M. *Baillie* (1) de l'observation d'un enfant qui vécut deux mois, dont la peau était extrêmement livide, et la surface du corps plus froide que dans l'état de santé. Il était bien conformé ; sa respiration était naturelle. L'examen du cadavre offrit les particularités suivantes : le ventricule droit du cœur donnait naissance à l'aorte, et le ventricule gauche, à l'artère pulmonaire. Il n'y avait de communication entre ces deux artères, que par le moyen du canal artériel, dont le calibre rétréci laissait passer à peine une plume de corbeau. Le trou ovale était un peu plus rétréci qu'il n'a coutume de l'être dans un enfant nouveau-né.

---

(1) The morbid human anatomy of some of the most important parts of the human body : by *Matthew Baillie*. London, 1793. Trad. en français par M. *Ferral*, 1803, p. 38.

OBSERVATION DIXIÈME.

Aorte naissant des deux ventricules : Trou ovale non oblitéré : Artère pulmonaire rétrécie.

Archibald Bell naquit le 3 juin 1793, de parens pauvres. On ne distingua rien en lui de remarquable pendant les premiers jours qui suivirent sa naissance. Vers la fin de juillet, il fut atteint de difficulté de respirer, et semblait éprouver dans la région précordiale une forte oppression. Sa couleur changeait et devenait livide-noirâtre, surtout aux doigts des pieds et des mains. Ces attaques étant d'abord légères, on y fit peu d'attention : elles semblaient ne porter aucune atteinte à la santé de l'enfant, qui, lorsqu'il en était revenu, paraissait parfaitement bien, tétait librement, et se développait avec rapidité. Vers le commencement d'octobre, les attaques devinrent plus fréquentes et plus fortes; elles survenaient périodiquement, et duraient de dix heures du matin à deux heures de l'après-midi. Pendant leur durée, l'enfant semblait être dans le plus fâcheux état : sa respiration devenait accélérée, laborieuse; il s'agitait, comme s'il eut cherché instinctivement à se dégager de quelque impression intérieure; son pouls était petit, fréquent et intermittent; battant souvent avec une incroyable rapidité, et s'arrêtant pendant l'espacede deux ou trois pulsations. Les carotides étaient violemment agitées, et de fortes palpitations étaient senties, et quelquefois entendues, dans la région du cœur. La circonstance la plus remarquable était le changement complet de couleur de la peau, lequel s'était effectué dans tout le corps, et était accompagné d'une grande diminution dans sa température naturelle. La peau, sur tous ses points, et principalement sur les lèvres, la langue, l'arrière-bouche, les doigts, les orteils, le prépuce et le gland, était teinte d'une couleur violette foncée, et était entièrement froide. Rien ne semblait apporter autant de soulagement que la chaleur externe. La face était livide et tuméfiée; la tête fortement renversée en arrière; les yeux fixes, et toute la contenance donnant les plus fortes preuves d'une imminente suffocation. Cet état n'était pas néanmoins également grave dans tout le cours de l'attaque. De tems à autre, la respiration était plus libre, une rémission avait lieu; mais subitement les symptômes les plus alarmans reparaissaient et faisaient craindre la mort. Vers la fin du paroxisme, le malade rendait ordinairement deux ou trois selles, après lesquelles il était calme, et jouissait, pendant une heure ou deux, d'un sommeil réparateur. A son réveil, il paraissait très bien et cherchait le sein; peu d'heures après, la peau reprenait sa couleur naturelle. Cet état persista deux mois; les attaques survinrent fréquemment pendant la nuit, et furent de plus en plus intenses. Dans un violent accès, cet enfant mourut le 30 mars 1794.

Après avoir ouvert le thorax et divisé le péricarde, on vit le cœur beaucoup plus volumineux qu'il n'a coutume de l'être. Les veines coronaires étaient très engorgées : l'aorte, à son origine, était considérablement dilatée, et en découvrant les diverses cavités du cœur, on trouva que cette artère naissait également des ventricules antérieur et postérieur, et que l'on pouvait introduire librement le doigt par l'une et l'autre ouverture. Les valvules sémi-lunaires étaient sans altération, mais celles de l'artère pulmonaire qui présentait une diminution remarquable dans ses diamètres, étaient fortement attachées par leur sommet à la membrane interne de ce vaisseau, et offraient, à leur base, un certain degré d'ossification. Le canal artériel était fermé; le trou ovale ouvert, et susceptible d'admettre une grosse sonde. Le ventricule antérieur était considérablement amplifié : les artères carotides et sous-clavières naissaient des deux côtés par des troncs séparés de la courbure de l'aorte (1).

OBSERVATION ONZIÈME.

Aorte recevant le sang des deux ventricules : Artère pulmonaire étroite.

M. *John Abernethy* a rendu compte, dans ses *surgical and physiological Essays* (2), de la dissection du cœur d'un enfant de deux ans, mort avec des symptômes qui annonçaient la difficulté du passage du sang à travers les poumons. L'aorte, qui était d'un calibre et d'une épaisseur peu communs, naissait du ventricule droit; l'artère pulmonaire en partait aussi, mais l'orifice de communication était petit, et l'artère avait un tiers de moins du diamètre qu'elle a coutume de présenter. Le sang était rapporté, comme à l'ordinaire, des poumons à l'oreillette gauche, par les quatre veines pulmonaires. Cette

---

(1) History of a case of a puer Cæruleatus which was observed at Glascow ; communicated to Dr. *Duncan* by Dr. *William Nevin*, from Downpatrick, Ireland. V. *Medical Commentaries*. 1793. 2e décade. tom. IX, p. 325.

(2) The medical and chirurgical review. 1795. vol. 1, p. 15.

oreillette et le ventricule du même côté étaient beaucoup moins larges que ceux du côté opposé. Aucune artère ne provenait du ventricule gauche; mais il y avait une ouverture à la partie la plus élevée du septum des ventricules, et par ce canal le sang pouvait être lancé dans l'aorte.

OBSERVATION DOUZIÈME.

Cœur ne présentant qu'une oreillette et un ventricule : Aorte et artère pulmonaire naissant de celui-ci par un tronc commun.

L'enfant qui fait le sujet de cette observation naquit à neuf mois, et ne vécut que sept jours. Au lieu des tégumens ordinaires, des muscles, etc., un sac membraneux s'étendait sur la partie antérieure et supérieure de l'abdomen, depuis la dernière pièce du sternum, jusqu'au milieu du ventre, et de chaque côté, de manière à présenter une figure circulaire. Le cordon ombilical semblait pénétrer dans cette membrane par son milieu, se diriger, pendant un court trajet, superficiellement et à gauche, plonger ensuite dans l'abdomen, dans l'endroit où la poche membraneuse se continuait avec les tégumens communs. Cette poche ressemblait au chorion et à l'amnios, mais avait plus d'épaisseur que ces enveloppes : elle renfermait une tumeur agitée de mouvemens tels, que l'on ne pouvait douter de la présence du cœur.

Cet enfant fut, pendant sa courte existence, examiné par beaucoup d'hommes de l'art. Après sa mort, la tumeur fut soigneusement ouverte par M. *Morel*, en présence du docteur *Poignand*. Le cœur, ainsi qu'on l'avait soupçonné, se trouvait dans la région épigastrique, couché sur une cavité, dont était creusée la surface supérieure du foie. L'enfant fut envoyé, en cet état, au docteur *Baillie*, d'après le désir duquel M. *Wilson* injecta le cœur, et mit ses principaux vaisseaux à découvert. Cette préparation est demeurée entre les mains du docteur *Baillie*.

Une partie considérable de l'aponévrose du diaphragme semblait manquer, ainsi que la partie inférieure du péricarde, qui s'y fixe ordinairement. Le thorax étant ouvert de chaque côté du sternum, les deux pleures parurent s'étendre de cet os au rachis, en recouvrant les poumons, comme à l'ordinaire. Ces viscères étaient dans l'état naturel, relativement à leur couleur et même à leur forme; mais ils étaient plus volumineux qu'habituellement ils ne le sont, à cause du plus large espace que le thorax leur offrait, par le déplacement du cœur. Dans le lieu correspondant au médiastin antérieur, se trouvait le thymus, beaucoup plus considérable que chez les autres enfans. On voyait aussi une disposition remarquable des vaisseaux sanguins.

Le cœur, au lieu de présenter quatre cavités, n'offrait qu'une oreillette et un ventricule. Un gros tronc artériel s'élevait du ventricule dans le thorax, entre les pleures et derrière le thymus, et se divisait en deux branches volumineuses; l'une constituait l'aorte, et l'autre l'artère pulmonaire. La première parcourait son trajet, selon le mode accoutumé, mais ne fournissait aucune ramification bronchique; la seconde se partageait presque immédiatement en deux divisions pour l'un et l'autre poumon. A sa séparation du tronc primitif, l'aorte avait exactement un pouce et quart de circonférence; tandis que celle de l'artère pulmonaire, mesurée dans le lieu correspondant, n'offrait que les quinze-seizièmes d'un pouce; de sorte qu'elle était de cinq seizièmes de pouce moindre que celle de l'aorte.

La veine cave inférieure, en partie entourée par la substance du foie, pénétrait dans l'oreillette par le côté postérieur et inférieur de cette cavité. Les veines sous-clavières, droite et gauche, se réunissant, formaient la veine cave supérieure, laquelle passait à gauche de la portion ascendante et devant la portion descendante de l'aorte, et recevait un tronc constitué par deux veines volumineuses venant des poumons, et situées derrière les artères pulmonaires. De la réunion de ce tronc et de la veine cave supérieure, résultait un vaisseau considérable qui se terminait à l'oreillette.

La veine azygos s'élevant à gauche, recevait quelques branches qui, venant du côté droit, passaient sous l'aorte; elle s'abouchait à la veine cave supérieure : il n'y avait point de veines bronchiques.

Le foie n'était point divisé à sa surface supérieure par le ligament suspenseur, mais offrait une large cavité, comme creusée hors de sa substance. Sa forme était disposée de manière à contenir le cœur. Cet organe glanduleux présentait quelques autres difformités, mais point assez importantes pour être décrites avec détail. Les autres parties du corps n'offraient aucune altération.

La chaleur de cet enfant avait été presque naturelle, ainsi que sa couleur; mais ses lèvres parurent livides, le jour de sa naissance et peu de tems avant sa mort. Il criait par intervalles, semblait faible et souffrant, dormait, exerçait très bien la succion, même quelques heures avant d'expirer. Les évacuations alvines et urinaires s'étaient naturellement opérées. La poche membraneuse que présentait l'épigastre, n'étant pas suffisamment pourvue de vaisseaux, se gangréna; un cercle inflammatoire se prononça entre les parties vivantes et celles que la mort avait déjà frappées. Le cœur lui-même s'enflamma, car sa surface fut trouvée recouverte par une couche de lymphe coagulable, récemment formée (1).

OBSERVATION TREIZIÈME.

Trou interoriculaire et canal pulmo-aortique conservés.

Le sujet de cette observation est une fille de dix-sept ans, extrêmement maigre, et d'une couleur bleue rembrunie. Les extrémités supérieures et inférieures, particulièrement les doigts et les orteils, offraient cette teinte livide, qui, dans les derniers tems de la vie, était devenue presque noire. En quelqu'endroit que pénétrât le scalpel, il en sortait un sang très foncé; le système veineux en était surchargé. Dans la ca-

(1) A description of a very unusual formation of the human heart, by Mr *James Wilson,* Surgeon, communicated by *Mathew Baillie.* V. Philosophical Transactions, year 1798. part. II, p. 346.

vité du thorax se trouva d'abord une forte adhérence, entre le péricarde et la pleure costale. Le péricarde ne contenait aucun fluide; mais le cœur était remarquable par son volume et son poids : il était ferme au toucher, et semblait comme distendu par quelque corps élastique. Cette distension et cette fermeté venaient d'une énorme quantité de sang encore liquide et noir, qui remplissait les oreillettes et les ventricules. Les gros troncs artériels et veineux participaient à cette distension.

Le cœur soigneusement examiné, offrit le trou ovale encore ouvert, et ayant deux pouces de circonférence; le canal artériel était aussi conservé; la membrane interne du cœur était blanchâtre et plus épaisse qu'à l'ordinaire; les colonnes charnues semblaient plus volumineuses qu'elles ne le sont naturellement.

Les poumons étaient parfaitement sains; le foie, d'un volume remarquable, remplissait presque tout l'hypocondre droit; il s'étendait vers le gauche, de manière à occuper complètement l'épigastre et même la partie supérieure de la région ombilicale. Sa surface concave offrait une tumeur, dans le centre de laquelle était un tubercule d'une grosseur considérable. Il n'y avait pas d'autre altération.

On obtint, sur les symptômes et l'état habituel qu'avait offert la malade pendant sa vie, les renseignemens suivans : elle était arrivée à l'âge de dix-sept ans sans avoir été menstruée, si ce n'est une fois, peu de tems avant sa mort. Elle avait toujours présenté, depuis sa naissance, une couleur sombre bleuâtre, qui avait augmenté graduellement; sa langue offrait aussi cette teinte très foncée. Elle avait continuellement une céphalalgie aiguë et pongitive, surtout vers le front et les tempes. Elle éprouvait une grande douleur et un sentiment de poids dans le côté gauche du thorax, ainsi que de constantes palpitations de cœur. Sa respiration était difficile, et quelquefois accompagnée d'une toux légère. Elle était d'une extrême nonchalance; chaque mouvement extraordinaire faisait craindre qu'elle ne s'évanouît : c'était avec une extrême difficulté qu'elle montait un escalier. Son appétit était, en général, vorace. On ne put déterminer l'état de son pouls. Elle eut, quelques années avant sa mort, la variole, qui fut très grave, et mit sa vie en grand danger (1).

---

(1) History of a peculiar morbid appearence of the heart, by *James Hume Spry*. 1802. Memoirs of the medical Society of London, tom. VI, p. 137.

OBSERVATION QUATORZIÈME.

Aorte recevant le sang des deux ventricules : trou interoriculaire conservé.

Marie Bailey, âgée de treize ans, très forte pour son âge et de moyenne stature, présentait les apparences de la constitution scrophuleuse, avait l'épiderme fin et les cheveux d'un brun clair. Elle paraissait bien nourrie ; mais toute sa peau était constamment d'une couleur bleue-pourpre, particulièrement à la face, aux lèvres et aux extrémités des doigts.

Née au terme ordinaire, ses parens observèrent que sa peau n'avait point la teinte rougeâtre qu'elle offre communément à cette époque. Cette enfant fut extrêmement tranquille pendant les quinze jours qui suivirent sa naissance ; mais bientôt après, et sans cause apparente, elle fut presque continuellement agitée par des cris aigus, durant lesquels les expirations étaient si prolongées et si violentes, qu'elles faisaient craindre une imminente suffocation, et déterminaient la coloration noirâtre des tégumens. Les inspirations étaient en même tems très difficiles et sifflantes : ces fâcheux symptômes continuèrent avec intensité pendant cinq mois. L'enfant était toujours plus mal dans la nuit, et quand elle était dans une position horisontale. Elle s'assoupissait souvent dans le jour, mais son sommeil était troublé par des soupirs et des cris, et n'était presque jamais profond.

A l'âge de cinq mois, elle fut mise chez une nourrice, dans un lieu très aéré (à Clapham): elle y demeura un an et demi. Pendant cette période, les accès de cris furent fréquens et forts. A deux ans (étant sevrée depuis quatre mois), elle fut renvoyée chez ses parens; les cris avaient, à cette époque, un peu diminué; mais la toux était venue la fatiguer. On observa, ce qui n'avait point encore été remarqué, que la couleur bleue des tégumens persistait dans les intervalles des attaques.

A dix-huit mois, lorsqu'elle commença à marcher, on s'aperçut d'une grande difficulté, pendant et après chaque effort musculaire. Les parens virent ensuite qu'elle ne pouvait courir et s'amuser avec les autres enfans, sans être menacée de suffocation.

A sept ans, cette malade revint à Londres. Tout son corps était d'une couleur pourpre, principalement ses lèvres, sa face et ses bras. Sa respiration était toujours très altérée, et l'action du cœur était troublée par les moindres mouvemens. Elle avait toujours froid, et se rapprochait du feu, même dans les jours les plus chauds de l'été. Son appétit était bon; les évacuations alvines et urinaires étaient dans l'état naturel; son sommeil était assez tranquille, la tête étant soutenue, mais il était accompagné d'une sorte de râle. Elle était toujours couchée en supination, ayant la tête à la renverse et la bouche béante : elle éprouvait souvent des tressaillemens lorsqu'elle ne dormait pas, et très souvent (sa tête ayant glissé trop bas, ou s'étant dérangée de la position précédemment décrite), le râle devenait excessif. Lorsqu'elle s'agitait vivement, la figure se tuméfiait, et la suffocation paraissait sur le point d'avoir lieu; elle ne transpirait jamais, quelque exercice qu'elle fit; elle avait plus de froid, dès qu'elle agissait, et même, quelque tems après, bien que le pouls et la respiration fussent alors accélérés. Lorsqu'elle se promenait par un tems froid, elle ne marchait pas plus vîte pour s'échauffer; c'était, au contraire, en s'arrêtant pendant quelques momens qu'elle produisait cet effet.

Ayant été dans cet état (quoique toujours plus mal chaque hiver), jusqu'à l'automne de 1799, la difficulté de respirer, la toux et les mouvemens convulsifs, pendant le sommeil, devinrent excessifs. Les battemens du cœur étaient souvent très irréguliers, et la difficulté de respirer était proportionnée à leur violence. Un léger soulagement résultait de l'emploi des vésicatoires, etc.

Cette enfant demeura presque dans le même état jusqu'en novembre 1800. Admise à l'hôpital de Guy, le docteur *Babington* pensa que les symptômes variés, et l'aspect qu'elle offrait, provenaient de quelque singulière conformation du cœur, à laquelle aucun traitement ne pourrait remédier. Il prescrivit cependant un vésicatoire sur le scrobicule du cœur, et de l'infusion de roses, avec le sulfate de magnésie, pour diminuer la constipation qui existait. On voulut mesurer la chaleur : la boule du thermomêtre (de Farenheit), étant placée sous la langue, le mercure s'éleva à 96 degrés; la température de l'air était de 42. Le pouls battait 82 fois par minute : il était petit et fréquent. La respiration était difficile; la face, les lèvres, les doigts et tout le corps, étaient d'une couleur violacée. Cet état persista jusqu'au 18 février 1801 ; la malade devint alors très accablée, assoupie. Deux ou trois jours après, elle se leva, pendant la nuit, pour satisfaire une soif excessive qu'elle éprouvait depuis quelque tems, et le lendemain, vers six heures, elle expira sans effort.

Elle n'avait jamais eu de peur, et les passions avaient fort peu fatigué son âme. Que l'atmosphère fût chaude ou froide, humide ou sèche, elle avait également froid, et ne préférait pas plus la nourriture animale que les substances végétales; son appétit, ses évacuations, étaient parfaitement naturelles : elle n'avait jamais été menstruée.

Ouverture du cadavre. Les poumons étaient très petits et comme affaissés sur les côtés du rachis : il y avait un peu de sérosité dans la pleure droite. En ouvrant le péricarde, le cœur parut dans l'état naturel, ainsi que les principaux vaisseaux; la liqueur du péricarde était naturelle, et dans les proportions ordinaires. Le foie était volumineux; la rate petite, moins cependant qu'elle ne l'est quelquefois. Le canal alimentaire était parfaitement sain, excepté le colon, qui était extraordinairement contracté. Le tissu cellulaire était œdémateux. Les muscles offraient la couleur vermeille qu'ils ont habituellement. Les oreillettes et les ventricules du cœur ne présentaient rien d'extraordinaire quant à leur capacité; mais, en examinant les premières, on vit le trou ovale conservé, tel qu'il s'offre chez le fœtus; la cloison des ventricules était perforée du côté de la base du cœur, de manière que le sang pénétrait, en égale quantité, de l'un et l'autre ventricule, dans l'aorte. Le bord de cette ouverture était exactement opposé au centre de cette artère (1).

OBSERVATION QUINZIÈME.

Cœur composé d'une oreillette et d'un ventricule : Artère pulmonaire naissant de l'aorte.

L'enfant qui fait le sujet de cette observation ne vécut que dix jours. Pendant cette courte période, toutes les fonctions parurent s'exécuter régulièrement, avec cette exception que la peau présenta la couleur bleue que l'on observe si souvent, lorsque la respiratoire pulmonaire est imparfaite. Le corps était un peu moins gras qu'à l'ordinaire ; les extrémités étaient livides ; tous les viscères se trouvaient dans l'état naturel, si ce n'est le cœur qui offrait la structure suivante :

Examiné à l'extérieur, on n'apercevait qu'une

(1) History of a girl with an extraordinary conformation of the heart, by *Martin Tupper ; Medical and physical Journal. December* 1802. n°. 46. vol. VIII, p. 497.

oreillette, à laquelle se rendaient, et les veines pulmonaires et les veines caves, selon leur direction ordinaire. L'artère pulmonaire manquait entièrement; le cœur ayant été divisé, ne parut formé que d'un seul ventricule, séparé de l'oreillette par des valvules tendineuses, et s'ouvrant dans l'aorte; l'oreillette était également unique et présentait une étroite bande musculeuse, qui traversait l'orifice veineux à la place de la cloison; l'aorte envoyait une artère qui se divisait en deux branches pour chaque poumon : ces vaisseaux étaient d'un petit diamètre, et n'avaient, ainsi que les quatre veines pulmonaires, que la moitié de leurs dimensions accoutumées.

L'enfant fut observé, pendant sa vie, par le docteur *Combe*, qui ne distingua aucune altération dans la température, la respiration, ni l'action musculaire (1).

OBSERVATION SEIZIÈME.

Absence de la cloison interoriculaire : Aorte recevant le sang des deux ventricules.

Caroline Mergauts naquit le 20 juin 1802 :

---

(1) A description of a mal formation in the heart of an infant; by Mr *Hugh Chudleigh Standert : Philosophical Transactions.* 1805. part. 2. *et Edimburgh medical and surgical Journal*, tom. III, pag. 105.

elle éprouva de suite une grande difficulté de respirer. Sa couleur était en quelques endroits plombée, en d'autres d'un bleu pourpre, particulièrement sur les lèvres. Deux fois par jour, elle poussait des cris, et pendant ces accès, qui duraient plusieurs heures, des convulsions avaient lieu. Les paroxysmes devinrent graduellement plus longs et plus violens; de sorte que, vers la fin, l'enfant avait à peine une heure de calme, le jour ou la nuit : elle était ainsi parvenue au dernier degré du marasme. Pendant la quinzaine qui précéda sa mort, elle parut avoir perdu connaissance : elle cessa de vivre le 20 juin 1803.

M. *Ring*, consulté lorsque la petite malade avait cinq mois, ne prescrivit que des calmans et des antispasmodiques.

Après la mort, le cadavre fut examiné par MM. *Astley Cooper*, *Jenner*, *Walker* et *Ring*.

Le cœur parut être le seul viscère sensiblement altéré : épais à son sommet, il était plus cuboïde que conique; les ventricules ressemblaient beaucoup à ceux d'un cœur de tortue. Il y avait une large ouverture dans la cloison de ces cavités, près de l'aorte. Le septum interoriculaire manquait totalement. Les vaisseaux offraient les dispositions suivantes : la veine cave inférieure, au lieu de s'ouvrir dans l'oreillette droite, pénétrait dans le côté gauche de la base du cœur, après avoir traversé le centre du diaphragme, et passé derrière le foie, près de son extrémité gauche. Il y avait deux veines caves supérieures; l'une se terminait à l'oreillette droite, et l'autre à la gauche. L'aorte naissait des deux ventricules. L'artère et les veines pulmonaires suivaient leur trajet ordinaire; mais l'artère pulmonaire était très étroite (1).

OBSERVATION DIX-SEPTIÈME.

Trou ovale et canal artériel conservés : Artère pulmonaire rétrécie.

Dans une thèse soutenue, en 1805, à Wittemberg en Saxe (2), on voit l'observation d'un individu affecté de la maladie bleue, qui vécut jusqu'à l'âge de vingt-neuf ans. A l'ouverture du corps, on trouva le cœur trois fois plus gros, et ses parois d'un pouce plus épaisses que dans l'état ordinaire. Cet organe était d'un tissu très dense; sa couleur brune; ses cavités et ses

---

(1) A singular case of maleformation of the heart; communicated by Mr *Ring; Medical and physical Journal.* London, february 1805, n°. 72; vol. XIII, p. 120.

(2) *Programma de Morbo cœruleo*. Voy. Corvisart, *Maladies du Cœur*, p. 309.

vaisseaux étaient remplis d'un sang noir et coagulé; les valvules sigmoïdes étaient ossifiées, et le ventricule postérieur offrait les traces d'une ossification commençante. Le trou botal et le canal artériel étaient ouverts; le premier très amplement. L'artère pulmonaire était rétrécie; l'aorte, au contraire, plus ample que dans l'état naturel. Tous les viscères abdominaux étaient de couleur brune.

OBSERVATION DIX-HUITIÈME.

Perforation de la cloison des ventricules.

« Un enfant, âgé de douze ans et demi, fut admis, le 21 avril 1797, à l'hôpital de clinique interne : il était alors dans un état si fâcheux, qu'on avait lieu de craindre prochainement pour ses jours. Le mal dont il était affecté datait, suivant l'opinion du malade, de cinq mois seulement; mais aux palpitations violentes et rapprochées qu'il avait toujours éprouvées, on pouvait juger facilement qu'il y avait beaucoup plus de tems que le cœur était affecté de la lésion organique qui le tourmentait.

Lorsque cet enfant fut reçu à l'hôpital, son visage était bouffi; ses lèvres étaient violettes; les extrémités, tant supérieures qu'inférieures, ne paraissaient point infiltrées; la respiration était singulièrement gênée; la main, placée sur la région du cœur, sentait un battement peu régulier, accompagné d'un bruissement particulier très remarquable. Cependant le pouls était d'une régularité surprenante, mais petit, faible et facile à étouffer; les palpitations étaient fréquentes et revenaient par accès, accompagnées d'une suffocation menaçante. Le malade ne pouvait rester côuché; il se trouvait moins mal quand il était assis, et mieux encore incliné en avant. Les urines coulaient fréquemment et en assez grande quantité.

Pendant le court séjour qu'il fit à l'hôpital, sa maladie fit des progrès effrayans. Il fut mis à l'usage d'une boisson diurétique et des antispasmodiques les plus puissans; mais l'emploi de ces moyens ne procura, ainsi qu'on l'avait prévu, aucun soulagement.

Le 24, il eut un accès de suffocation plus fort que ceux qu'il avait éprouvés jusqu'alors, et qui paraissait devoir terminer sa vie; mais ce paroxysme se dissipa, et le malade, quelques instans après, se trouva insensiblement mieux qu'il n'avait été depuis long-tems. Bientôt des symptômes plus alarmans reparurent encore, et cet enfant, entré le 21 avril, mourut le 25, après une agonie de dix à douze heures, pendant laquelle tout son corps était couvert d'une sueur froide, et sa bouche laissait échapper une écume jaunâtre.

A l'ouverture de la poitrine, les poumons parurent dans l'état naturel : ils étaient cependant un peu flasques. La cavité du péricarde contenait une petite quantité de sang épanché; le volume du cœur était considérablement augmenté : ce viscère paraissait bien plutôt appartenir à un homme de haute stature et de vigoureuse constitution, qu'à un sujet aussi jeune. Les oreillettes ne présentaient rien autre chose de remarquable que leur augmentation de capacité ; les parois du ventricule droit étaient plus épaisses qu'elles ne le sont ordinairement; la cloison des ventricules avait conservé son épaisseur naturelle : cette même cloison, à l'endroit de la naissance de l'artère pulmonaire, était percée d'une ouverture ronde, qui pouvait admettre l'extrémité du petit doigt. Cette ouverture communiquait directement avec la cavité du ventricule gauche : les bords en étaient lisses et blanchâtres dans toute leur étendue. A la partie supérieure du pourtour du trou, on apercevait deux petits tubercules charnus, de couleur rougeâtre ; les parois du ventricule gauche avaient conservé leur épaisseur ordinaire : dans la cavité de ce ventricule, immédiatement au-dessous d'une des valvules sigmoïdes de l'aorte, on voyait l'ouverture gauche du trou mentionné. La valvule sémilunaire aortique, au-dessous de laquelle il se trouvait situé, était corrodée et en partie détruite. Elle formait une espèce de petite frange, qui se présentait à l'orifice de communication, sans le boucher entièrement, de sorte que le sang, poussé par le ventricule gauche dans la cavité de l'aorte, pouvait, lorsque ce ventricule gauche cessait d'agir, refluer, à la faveur de la destruction de la valvule sigmoïde, dans le ventricule droit, en traversant l'ouverture contre nature, dont la direction semblait cependant être du ventricule droit, vers la cavité du gauche (1) ».

---

(1) *Corvisart*; Essai sur les maladies organiques du cœur, p. 286. Cette observation, sous plusieurs rapports incomplète, laisse dans le doute sur le mode suivant lequel s'opérait la circulation. Cependant il est probable que le sang traversait de droite à gauche la perforation de la cloison des ventricules. C'est ce que démontrent la couleur violette des lèvres, l'augmentation d'épaisseur des parois du ventricule droit, la direction de l'ouverture de communication, et même la destruction de l'une des valvules sigmoïdes aortiques : circonstance qui certes devait tenir plutôt à un afflux augmenté, à un passage plus rapide du sang

OBSERVATION DIX-NEUVIÈME.

Cloison des ventricules perforée : Artère pulmonaire dilatée : Canal artériel non oblitéré.

Un homme (nommé Ferdinand Pouchain), âgé de quarante-un ans, vint à l'hôpital de la Charité, pour y subir l'opération de la taille. Il était remarquable par la lividité de son teint, la plénitude des vaisseaux de la conjonctive, et la grosseur de ses lèvres, presque noires comme le reste du visage. La respiration était difficile; les battemens du pouls irréguliers : il ne pouvait prononcer deux mots de suite, sans reprendre haleine; était obligé de dormir assis, et se faisait surtout remarquer par son extrême nonchalance : cette paresse, jointe à une grande bonhomie, avait de tout tems été telle, qu'il avait eu besoin pour subsister du travail de son épouse. Une petite saignée fut pratiquée : elle diminua la douleur, en augmentant les difficultés de la respiration; des syncopes s'y joignirent : il mourut suffoqué. A l'ouverture du cadavre, le cœur s'offrit plein de sang, l'oreillette droite en était principalement distendue;

---

vers l'embouchure de l'aorte, qu'au reflux, à la déviation de ce fluide vers le ventricule droit.

l'artère pulmonaire anévrismatique, était uniformément dilatée, depuis le ventricule droit jusque vers l'endroit où elle se divise; aucune de ses tuniques n'était encore déchirée. Les deux ventricules du cœur présentaient à peu près une égale capacité, et l'épaisseur relative de leurs parois différait moins que dans l'état ordinaire. La cloison qui les sépare était percée d'une ouverture de communication oblongue et ayant un demi-pouce environ d'étendue, obliquement dirigée de bas en haut, d'avant en arrière et de gauche à droite; en sorte que, soit cette direction, soit une espèce de valvule formée, dans le ventricule droit, par une colonne charnue, et tellement disposée, qu'elle s'opposait au retour du sang dans le ventricule gauche; tout indiquait clairement le passage du fluide de ce ventricule dans le ventricule droit et dans l'artère pulmonaire. Le canal artériel conservé, long d'un pouce, et assez large pour admettre une grosse plume d'oie, fournissait, comme chez le fœtus, un libre passage au sang, pour se porter de la pulmonaire dans l'aorte : le trou de botal était fermé (1).

---

(1) *Nouveaux Élémens de Physiologie, par M. Richerand*, tom. 1, p. 308. Quelques jours avant sa mort, ce malade rap-

OBSERVATION VINGTIÈME.

Aorte recevant le sang des deux ventricules : Trou ovale ouvert : Artère pulmonaire étroite à son origine.

Le jeune Lafrenaye fut présenté, dans le courant de l'an 9 (1801), à M. *Duret*. Cet enfant, alors âgé de onze ans, était remarquable par une teinte bleuâtre de la face : cette coloration qui, au rapport des parens, subsistait depuis la plus tendre enfance, n'avait d'abord été accompagnée d'aucune altération notable dans l'exercice des fonctions. A l'âge de seize mois, Lafrenaye éprouva, pour la première fois, des mouvemens convulsifs : il perdit connaissance, et son visage devint entièrement violet.

Depuis cette époque, les syncopes se renouvelèrent assez fréquemment et toujours avec les mêmes circonstances. Elles étaient ordinairement déterminées par quelques efforts et surtout par de violens emportemens, auxquels cet enfant, extrêmement irascible, se livrait à la moindre contradiction: il devenait alors tout-à-

porta que les accidens auxquels il était en proie, dataient d'une chute qu'il avait faite dans un escalier, quand il était encore très jeune. *Propositions physiologique et pathologique relatives à l'influence du cœur sur le cerveau ; par P. C. G. Aumont.* (Collection des thèses de la Faculté de Paris. 1808. n°. 103).

fait livide, et paraissait comme asphyxié. En appliquant la main sur la région du cœur, à peine y pouvait-on sentir un léger frémissement. On parvenait à retirer le malade de cette situation effrayante, soit en exerçant des frictions sur la poitrine, soit en irritant la membrane pituitaire avec des odeurs très pénétrantes. Enfin, les accès s'étant rapprochés de plus en plus, Lafrenaye mourut le 28 germinal an 9, en faisant des efforts pour aller à la garde-robe.

Afin de compléter l'histoire de cette maladie, je dois ajouter que l'enfant qui en fait le sujet, avait éprouvé, à cinq ans, une hémorragie nazale, qu'on avait eu beaucoup de peine à arrêter; que sa respiration devenait courte et pénible lorsqu'il se livrait aux moindres exercices; qu'il était extraordinairement sensible à l'impression du froid; aimait à rester au soleil, et ne s'exposait jamais à l'air libre, dans les tems froids et humides, sans en être incommodé.

L'examen du corps, qui fut fait, le lendemain du décès, par M. *Duret* assisté de plusieurs officiers de santé de la marine, présenta les particularités suivantes :

Les tégumens de la face, de la poitrine et des membres supérieurs, étaient d'une teinte violette tirant sur le noir. Cette couleur était encore plus prononcée aux extrémités des doigts et des orteils. Les intestins et tous les autres viscères abdominaux étaient de couleur brune, très foncée; on eût dit que tous leurs vaisseaux avaient été injectés avec de l'encre. Même coloration aux organes renfermés dans les deux autres cavités. A peine pouvait-on distinguer, dans le cerveau, la substance corticale de la substance médullaire.

C'était surtout l'organe principal de la circulation qu'il était important d'examiner avec la plus scrupuleuse attention. Voici ce que cet examen fit découvrir : le cœur plus volumineux que dans l'état naturel; les vaisseaux coronaires distendus par un sang noir; l'oreillette droite très ample, contenant beaucoup de sang de la même couleur; le trou ovale, conservé, et établissant une communication entre les deux oreillettes : cette ouverture avait environ quatre lignes de diamètre.

Le ventricule droit ayant été ouvert, on aperçut à la base de la cloison qui le sépare du ventricule gauche, une ouverture assez grande pour admettre le doigt indicateur : le contour de cette ouverture était parfaitement lisse. L'aorte ayant été ensuite fendue, suivant sa longueur, au dessus des valvules sigmoïdes, on vit que l'orifice de cette artère embrassait l'ouverture qui établissait communication entre les ventricules, en sorte qu'elle paraissait naître, ou plutôt qu'elle naissait en effet de ces deux cavités.

L'orifice de la pulmonaire, très étroit, ne présentait que deux valvules sigmoïdes : cette artère, plus rétrécie encore au dessus de son origine, augmentait ensuite de diamètre en s'éloignant du cœur : ses tuniques étaient plus minces que dans l'état naturel.

Le canal artériel, complètement oblitéré, se rendait dans la sous-clavière gauche; celle-ci donnait naissance à la carotide du même côté, tandis que la sous-clavière et la carotide droites naissaient par deux troncs séparés.

Enfin, l'examen de la poitrine offrit, pour dernière particularité digne d'être notée, un thymus d'un volume considérable (1).

---

(1) Observations adressées à la Société de la Faculté de Médecine de Paris, par M. *Cailliot*, professeur de la Faculté de Médecine de Strasbourg, insérées dans le bulletin. 1807, p. 21.

OBSERVATION VINGT-UNIÈME (1).

Aorte communiquant avec les deux ventricules : Trou ovale conservé : Artère pulmonaire rétrécie.

André Guignard, né à Brest, le 21 octobre 1800, après une grossesse heureuse et un accouchement facile, parut jouir d'une santé parfaite, pendant les deux premiers mois de son existence. Étant à la nourrice, il fut atteint, après cette époque, d'une toux opiniâtre et fatigante (2). Dès ce moment, le visage prit une teinte rouge; la peau parut livide et bronzée; l'intérieur de la bouche offrit bientôt la couleur que l'on remarque dans les derniers degrés du scorbut; la respiration devint gênée et laborieuse; les extrémités se refroidirent; l'embonpoint diminua; les doigts commencèrent à se tuméfier vers leur dernière phalange.

Ces symptômes s'accrurent successivement; néanmoins l'appétit se conserva : il sembla même augmenter vers l'âge de sept mois. La mère fit

---

(1) Rédigée d'après la relation de M. *Cailliot* (Bulletin de la Société de l'École de Médecine de Paris, 1807, pag. 24), et celle de M. *Obet*. (Bulletin des Sciences médicales. Mai 1808, p. 65).

(2) Symptôme de coqueluche, selon le rapport de M. *Cailliot*; de grippe ou fièvre catarrhale, suivant M. *Obet*.

alors sevrer cet enfant (1), et il fut, à seize mois, retiré de la nourrice.

Vers l'âge de deux ans, il lui survint, à son réveil et après le repas, des oppressions très fortes, avec menace de suffocation, et des syncopes plus ou moins prolongées, accompagnées d'une lividité plus grande de la peau, quelquefois au contraire d'une pâleur marquée, constamment d'une sueur froide et générale, et suivie d'une faiblesse très grande. Ces accès ne parurent d'abord que de loin en loin; ils devinrent bientôt plus fréquens, au point même de se renouveler tous les jours; ils cessèrent cependant après six mois, et ce fut à cette époque que se manifesta sur les pieds, les mains et le visage du jeune Guignard, un gonflement œdémateux, plus considérable à la joue droite qu'à la gauche; ce gonflement était au contraire plus marqué à gauche qu'à droite aux extrémités inférieures : il augmentait par le repos lorsque l'enfant était couché; il diminuait à l'air et par l'exercice. Après un certain tems, les accès qui avaient cessé à l'apparition de l'œdème, reparurent avec

---

(1) M. *Obet* dit : « Alors parurent les deux premières dents ; à un an, la dentition était complète ». M. *Cailliot* s'exprime ainsi : « A dix-huit mois, il n'avait encore que deux dents.

une nouvelle force, sans, pour cela, que celui-ci se dissipât.

Ensuite, cet enfant éprouva une telle difficulté dans la déglutition des liquides (parce qu'alors il survenait des accès de toux), qu'il passa souvent quarante-huit heures sans boire ni eau ni bouillon. Cependant celle des alimens solides s'exécutait assez bien. Son appétit se soutint jusqu'à la veille de sa mort : il conserva toute sa connaissance jusqu'à ses derniers instans. Il aimait beaucoup à se promener ; ne paraissait affectionner que sa mère ; se plaisait rarement à jouer avec les autres enfans, et se fâchait facilement lorsqu'on le contrariait. Ne pouvant articuler de suite que peu de paroles, il s'exprimait ordinairement par signes.

Il eut par la bouche des hémorragies d'un sang noir, qui se répétèrent tous les dix ou quinze jours, et même plus souvent à l'approche de la mort. Sa mère fut avertie du retour des accès par la tache rougeâtre qui reparut sur ses pommettes ; ils devinrent à la fois, et très violens, et très fréquens. Le 5 décembre 1803, Guignard rendit beaucoup de sang par la bouche, et tomba dans un coma profond, à la suite de cette hémorragie. Le 7, une hémorragie plus effrayante survint et fut suivie d'un nouvel assoupissement qui se prolongea deux jours, pendant lesquels la lividité de la peau parut diminuer, et au bout desquels le malade mourut.

Il n'avait point eu la petite vérole, la rougeole, ni la gale : une fois seulement il avait rendu plusieurs petits vers ascarides.

Autopsie cadavérique. La peau était légèrement livide; elle offrait une teinte plus foncée aux lèvres; les gencives, noirâtres et saignantes, présentaient l'aspect de celles des individus affectés du scorbut; les doigts, tuméfiés et arrondis à leur extrémité, étaient aussi remarquables par la lividité de la peau qui les recouvrait. On observait, çà et là sur les tégumens, quelques taches assez semblables à des ecchymoses.

La longueur totale du petit corps était de deux pieds neuf lignes; le milieu se trouvait exactement à l'ombilic. Le système musculaire était peu prononcé, sans néanmoins annoncer le dernier degré du marasme.

La poitrine était très évasée vers sa partie inférieure; disposition qui fut attribuée au développement du foie, naturel à l'enfance.

Le péricarde étant ouvert, laissa voir le cœur transversalement dirigé, et ayant sa base tournée directement à droite. L'oreillette droite, distendue par un sang noir, en partie fluide et en partie coagulé, était, seule, aussi volumineuse que tout le reste du cœur; le trou de botal, conservé, pouvait admettre une sonde de femme; l'oreillette gauche était extraordinairement petite, comparée à celle du côté droit; les parois du ventricule droit étaient d'une épaisseur considérable, et sa cavité rétrécie ne renfermait qu'une petite quantité de sang; l'artère pulmonaire était tellement rétrécie, qu'on ne put y introduire une sonde à poitrine, et qu'il fallut recourir à un stylet; ses parois étaient très minces. Elle naissait de la partie supérieure du ventricule droit, un peu en avant de la cloison qui sépare ordinairement les deux ventricules. Elle se bifurquait comme dans l'état naturel, et fournissait, avant sa division, le canal artériel à peu près oblitéré (1), qui allait se terminer à la sous-clavière gauche. La cloison, ou septum médian des ventricules, présentait, vers sa base, une ouverture large, lisse, polie, formant un rebord épais et légèrement recourbé, ayant sa convexité vers le sommet du cœur, sa concavité en haut, de sorte que les deux ventricules com-

(1) Oblitéré, *dit M. Cailliot*, dont le calibre était assez petit, mais qui n'était cependant pas oblitéré, *dit M. Obet.*

muniquaient aisément entre eux, et, de plus, qu'une sonde, introduite par le ventricule droit dans cette échancrure du septum médian, pénétrait de suite dans l'aorte. Des trois valvules sigmoïdes placées à l'origine de l'aorte, deux correspondaient au ventricule gauche, et une au ventricule droit. La crosse de l'aorte était d'un volume un peu plus qu'ordinaire; la carotide et la sous-clavière gauches naissaient d'un tronc commun, tandis que la sous-clavière et la carotide droites en partaient isolément: de cette dernière provenait une artère considérable, que l'on supposa être la vertébrale. La position du cœur avait tellement changé les rapports de l'aorte, que celle-ci, au lieu de se contourner autour de la bronche gauche, embrassait, dans sa courbure, la bronche droite, et passait derrière l'extrémité inférieure de la trachée-artère, pour aller gagner le côté gauche de la colonne vertébrale.

Les poumons étaient parfaitement sains, se laissaient distendre avec la plus grande facilité par l'air qu'on y insufflait, et présentaient une couleur rose, pâle, un peu cendrée.

OBSERVATION VINGT-DEUXIÈME.

Trou interoriculaire et canal artériel conservés.

James Mellis naquit bien portant et avec les apparences d'une bonne constitution ; mais à peine eut-il atteint sa troisième année, qu'il offrit des signes d'un dérangement qui s'accrut avec l'âge, et devint, par la suite, extrêmement grave. Les premiers effets de cette maladie portèrent sur le système musculaire. S'il se fatiguait dans ses jeux, il était aussitôt pris de spasme dans les muscles, avec toux et dyspnée; pendant la violence de ces paroxysmes, la couleur de la peau devenait un peu livide. La cessation du mouvement suffisait pour rétablir les fonctions dans leur état naturel, mais le retour de la même cause ramenait les symptômes mentionnés. Pendant les trois premières années de sa vie, ce malade éprouva les diverses affections propres à l'enfance, la petite vérole surtout, qui fut intense. Ces maladies n'apportèrent néanmoins aucun changement dans son état habituel, lequel persista pendant quarante ou quarante-deux ans.

Dans cette période, cet individu put exercer la profession d'imprimeur ; mais sur les derniers tems, il avait l'air souffrant et comme engourdi. Les symptômes acquirent plus d'intensité; les paroxysmes devinrent plus fréquens, et étaient excités par les causes les plus ordinaires; la face était constamment vultueuse et violacée : durant les paroxysmes, les lèvres, les extrémités des doigts, et toutes les parties recouvertes par un épiderme fin, prenaient une couleur pourpre noirâtre : en même tems, l'oppression et l'anxiété devinrent insupportables; les fonctions vitales étaient imparfaitement remplies. Un œdème général survint; le corps fut, presque sans interruption, couvert d'une sueur froide et visqueuse; l'appétit manqua; le pouls devint petit, faible, à peine perceptible; l'anxiété, l'oppression, augmentèrent rapidement, et la mort survint pendant l'hiver de 1799.

Le thorax contenait une livre environ d'un fluide séreux et jaunâtre; les poumons étaient sains et exempts d'adhérence; le péricarde renfermait environ deux onces d'un fluide d'une couleur plus foncée que celui des pleures.

Le canal artériel et le trou ovale étaient ouverts : le premier égalait en grosseur une forte plume de corbeau, et le second offrait les diamètres d'une plume d'oie.

Le cerveau et les viscères abdominaux étaient

parfaitement sains; mais les veines des testicules et des organes urinaires étaient variqueuses et gorgées de sang (1).

OBSERVATION VINGT-TROISIÈME.

Aorte communiquant avec les deux ventricules : Artère pulmonaire étroite : Trou ovale oblitéré.

M. *Palois*, médecin à Nantes, fut appelé en 1803, pour voir un enfant, alors âgé de quatre ans et demi, qui portait une hydrocèle congéniale. Cet enfant toussait beaucoup, et était très oppressé : sa face, colorée en rouge-foncé, était bouffie, ses lèvres, injectées et livides. Peu de jours après sa naissance, on s'était aperçu qu'il respirait avec beaucoup de peine, surtout en tetant; que sa face se gonflait, devenait très rouge, mais reprenait, par le repos, sa teinte naturelle. Sa dentition avait été tardive et lente : elle s'était faite sans aucun accident grave. L'enfant était assez grand pour son âge, mais grèle et maigre : il avait la peau fine et blanche, les cheveux blonds, et les yeux bleus; la poitrine rétrécie supérieurement, un peu élargie et soulevée à la base; les pieds et les mains toujours

(1) *Allan Burns*, Observations on some of the most frequent and important diseases of the heart. Edinburgh, 1809, p. 16.

livides et froids; les doigts et les orteils, longs et grêles, offraient, à leur extrémité, une sorte de renflement avec mollesse; les ongles étaient violets et presque noirs. En avançant en âge, le petit malade est devenu de plus en plus oppressé; sa respiration, courte et bruyante, semblait prête à s'arrêter au moindre mouvement: les battemens du cœur, très violens et tumultueux, étaient facilement visibles; pour peu qu'il fît froid, il ne pouvait quitter le coin du feu. On observa que son oppression était beaucoup plus fatigante et la coloration de la peau plus foncée et plus livide, dans les tems très chauds et très froids; les températures moyennes lui convenaient beaucoup mieux; il était fréquemment tourmenté par la toux, mais sans jamais expectorer. Naturellement assez gai, il aurait désiré s'amuser avec les enfans de son âge; mais l'extrême difficulté qu'il éprouvait à se mouvoir, et la suffocation dont il était menacé, l'empêchaient de partager leurs jeux, et le rendaient sombre et de mauvaise humeur. Il mangeait peu, et préférait, à tout autre aliment, les pommes, les poires, les noix et les chataignes; il avait très souvent un flux de ventre séreux, assez considérable, qui paraissait le soulager pendant quelques jours, mais qui épuisait sensiblement ses forces. Six mois avant sa mort, son ventre commença à grossir. M. Palois trouva bientôt après de la fluctuation ; les membres maigrissaient; l'appétit se perdit entièrement; le flux de ventre augmenta et devint sanguinolent ; l'oppression et les autres accidens s'aggravèrent au point, qu'après une agonie de vingt-quatre heures, le malheureux enfant expira le 6 juillet 1809, vers trois heures du matin.

Autopsie cadavérique. Le cadavre était émacié; la face, le dos, les épaules et les fesses, étaient parsemées de taches livides; il avait coulé par le nez beaucoup de sang très noir et fluide; l'abdomen était distendu, et la base de la poitrine, soulevée.

La cavité thoracique contenait beaucoup de fluide séreux, quoique le diaphragme fût très soulevé; les poumons, rapetissés et tuberculeux, étaient adhérens, par leurs faces latérales et postérieures, à la plèvre correspondante; le péricarde, distendu, contenait aussi de la sérosité; le cœur, d'un volume considérable, était placé presque transversalement; l'oreillette droite était excessivement distendue; la gauche, petite et contractée ; les veines qui aboutissent à l'une et à l'autre, dans l'état naturel; les ventricules paraissaient d'égale dimension; l'aorte, d'un calibre extraordinaire à son origine, sortait de la base du cœur, plus en devant et à droite qu'on ne l'observe ordinairement; l'artère pulmonaire, au contraire, beaucoup plus petite qu'elle n'aurait dû être, naissait directement au devant de l'origine de l'aorte, vis-à-vis, et un peu à droite de la cloison ou septum des ventricules. Ayant ouvert, suivant sa plus grande dimension, l'oreillette droite, qui contenait une grande quantité de sang noir et coagulé, on trouva la fosse ovale très large et très profonde, garnie d'un tissu membraneux, percé de plusieurs trous, établissant une communication directe avec l'oreillette gauche : celle-ci n'offrait rien de remarquable. Le ventricule droit, ayant été ouvert parallèlement à son axe, présenta, à sa base, une ouverture considérable conduisant dans l'aorte, un peu au dessus et à gauche de cette ouverture; on en voyait une autre beaucoup plus petite et garnie de deux lèvres calleuses, dirigées obliquement d'avant en arrière, s'abouchant dans l'artère pulmonaire. La valvule tricuspide était épaisse et comme calleuse à son bord libre.

L'ouverture du ventricule gauche fit voir les valvules mitrales dans l'état naturel, à quelques duretés près; l'ouverture aortique, très considérable, et placée près de la cloison ou du septum des ventricules, qui était interrompue et comme échancrée à sa partie supérieure, établissant, de cette manière, une libre communication entre les deux ventricules; les valvules sigmoïdes de l'aorte, dans l'état absolument naturel; l'artère pulmonaire n'avait que deux valvules placées transversalement, une antérieure et l'autre postérieure, très larges, formant entre elles et le calibre de l'artère deux culs-de-sac très profonds; l'abdomen contenait une grande quantité de fluide séreux; l'estomac et les intestins étaient rétrécis, leurs vaisseaux sanguins fortement injectés, le foie très volumineux et de couleur bleu d'ardoise (1).

OBSERVATION VINGT-QUATRIÈME.

Aorte naissant du ventricule droit : Artère pulmonaire provenant du ventricule gauche : Canal artériel conservé.

Un enfant mâle, bien proportionné, offrit, immédiatement après sa naissance, une couleur pourpre livide sur sa face, et une teinte noirâtre sur le reste de son corps. Quoique le tems

---

(1) Extrait d'une observation pour servir à l'histoire de la maladie bleue, par M. *Palois*. Bulletin de la Faculté de Médecine de Paris. 1809. Tom. II, p. 133.

fût très chaud, et que l'enfant fût enveloppé dans des flanelles, sa chaleur était beaucoup moindre que celle d'un autre enfant de six semaines, qui était dans la même chambre. Pendant une vingtaine de jours, ce petit malade n'eut qu'une légère difficulté de respirer, excepté lorsqu'il exerçait la succion; mais ce symptôme augmenta et parvint au degré de la dyspnée : alors la peau devenait encore plus froide. A l'âge de dix semaines, cet enfant périt subitement dans l'un des paroxysmes. Le pouls était petit et comme languissant, quelquefois obscur. Les évacuations alvines étaient irrégulières.

L'oreillette droite était tellement distendue, qu'elle égalait presque le volume de la totalité du cœur; le ventricule droit était dans l'état naturel, si ce n'est que l'aorte en naissait; le ventricule gauche, dont les parois étaient aussi minces que celles du droit, avait une cavité plus petite, et donnait naissance à l'artère pulmonaire, laquelle communiquait librement avec l'aorte, par le canal artériel : son calibre était proportionné à celui des autres vaisseaux (1).

---

(1) Cette observation a été consignée par M. *Langstaff* dans le 4e volume du *London Medical Review*. Voy. Farre, l. c. p. 28.

OBSERVATION VINGT-CINQUIÈME.

Trou ovale conservé : Cloison des ventricules percée de plusieurs ouvertures : Artère pulmonaire oblitérée à son origine : Canal artériel ouvert.

Un enfant qui ne vécut que sept jours, offrit, immédiatement après sa naissance, une couleur pourpre foncée de la peau, fut atteint de dyspnée et de convulsions. La chaleur de son corps demeura au dessous du degré ordinaire.

Le trou ovale était ouvert, et sa valvule très imparfaite; de sorte qu'il existait une très large ouverture entre les oreillettes. Il manquait dans la cloison des ventricules plusieurs fibres musculaires; la membrane qui tapisse le ventricule gauche avait trois trous, ce qui lui donnait un aspect cribriforme. A la place de l'artère pulmonaire, se trouvait un filament oblitéré, conduisant à un très large canal artériel qui put être suivi depuis l'aorte jusqu'aux deux branches pulmonaires. Ce tronc était beaucoup plus large qu'un canal artériel ordinaire, mais moins que l'artère pulmonaire (1).

---

(1) Voy. *London Medical Review*, vol. v, n. 19. La préparation anatomique fut montrée par M. *Hodgson* au docteur *Farre*, l. c. p. 19.

OBSERVATION VINGT-SIXIÈME.

Aorte communiquant avec les deux ventricules : Origine de l'artère pulmonaire très rétrécie : Trou de botal conservé.

Une fille, née le 3 septembre 1802, après un accouchement naturel et facile, fut atteinte de difficulté dans la respiration, et présenta une lividité remarquable des tégumens. La sage-femme attribuant cet embarras du thorax à une grande quantité de matières muqueuses remplissant les bronches, fit prendre à plusieurs fois le vomitif. La respiration en parut un peu plus libre; mais elle devint plus accélérée et plus laborieuse qu'elle ne l'est naturellement. La couleur constamment noirâtre de toute la surface du corps, et spécialement des lèvres, de la bouche, de la vulve, et des doigts des pieds et des mains, attira l'attention des parens. Cette teinte devenait très foncée pendant la succion : lorsque l'enfant toussait ou criait, on craignait de la voir périr d'apoplexie. Elle était d'ailleurs bien constituée; ses diverses parties offraient des proportions convenables. La tête seule excédait un peu le volume ordinaire. Les différentes fonctions s'exécutaient aussi d'une manière régulière, si ce n'est la production de la chaleur, laquelle offrait, surtout vers les extrémités, une diminution marquée. La première période de la dentition se passa sans dérangement remarquable. Mais ensuite survinrent les signes les plus évidens d'une hydrocéphale chronique et d'une affection scrofuleuse, qui paraissait héréditaire. A l'embarras de la poitrine se joignit l'altération de l'abdomen dont les fonctions s'exécutaient toujours avec lenteur. Les membres inférieurs maigrissaient et refusaient de soutenir le poids du corps; de sorte que l'enfant n'apprit que tard à s'en servir, et ne marcha que d'un pas incertain et vacillant. Elle traîna de cette manière une vie misérable pendant plusieurs années. Elle fut atteinte des maladies propres à l'enfance; la scarlatine, la rougeole et la variole, qui n'aggravèrent point son état et se terminèrent heureusement. Vers l'âge de six ans, les lésions du thorax et de l'abdomen augmentèrent de plus en plus. Les moindres mouvemens et les plus légères affections de l'ame occasionaient des attaques de suffocation, et rendaient plus difficiles les fonctions du ventre, dont le volume était devenu considérable. Les évacuations alvines n'avaient lieu que de deux jours l'un. Il survint ensuite, quoique rarement, des hémoptysies, des épistaxis, et de plus, une petite toux presque continuelle, une diminution plus prononcée de la chaleur naturelle, de fréquentes palpitations de cœur, une céphalalgie opiniâtre, et une anxiété permanente, que la malade exprimait par une singulière altération du visage. Ces divers symptômes s'aggravaient pendant l'hiver. A l'âge de huit ans, ils se reproduisirent si souvent et avec tant de facilité, que cette enfant qui déjà allait à l'école, fut obligée de demeurer constamment à la maison.

La malade était, à cette époque, d'une taille médiocre pour son âge; la nutrition paraissait se faire assez bien, excepté vers les extrémités. Le volume de la tête était plus considérable qu'il ne l'est ordinairement; la face était vultueuse, le front proéminent, l'arcade surcilière élevée, l'œil terne, la conjonctive livide, la pupile dilatée, le nez obtus; les ailes du nez étaient tuméfiées et laissaient les narines largement ouvertes; les lèvres étaient renversées, épaisses, violacées; la bouche grande; les dents antérieures des deux mâchoires étaient renouvelées; la langue comme teinte par des baies du *vaccinium myrtillus*; les glandes salivaires endurcies et volumineuses; le cou épais et court; le trajet des veines paraissait à travers la peau; la poitrine était étroite, comprimée, aplatie; les épaules étaient ailées l'abdomen avait un peu de longueur, était dur et d'un volume plus qu'ordinaire. Les hypocondres étaient un peu tendus; les lèvres de la vulve tuméfiées et rougeâtres; les membres émaciés, mais d'une longueur convenable. La dernière phalange des doigts, soit des mains, soit des pieds, était beaucoup plus épaisse et plus longue que la seconde, et se distinguait par une couleur violacée; les ongles offraient une teinte analogue, étaient longs, larges et recourbés.

Cette jeune fille marchait d'un pas faible et vacillant, jetant ses bras en arrière ou en avant. Lorsqu'elle se promenait dans la chambre, elle se trouvait quelquefois si faible, qu'elle réclamait de suite un appui. Dans ces momens d'anxiété, la face devenait violette; il survenait des palpitations de cœur, des tintemens d'oreille; la vue s'obscurcissait; la respiration déjà fréquente s'accélérait encore, et la malade se plaignait d'une constriction à la gorge.

L'appétit était assez bon et le ventre paresseux; il n'était libre que de deux jours l'un; il y avait un ténesme causé par des varices de l'intestin rectum; les hypocondres, le droit surtout, étaient douloureux au contact. Après le repas, dans lequel les végétaux obtenaient la préférence sur les substances animales, il survenait souvent une petite fièvre, et la gêne du thorax augmentait.

La respiration était, en général, laborieuse, accélérée, courte; elle devenait plus difficile et plus fréquente au moindre exercice. Il se manifestait souvent et sans cause des palpitations de cœur, et des douleurs de tête plus ou moins vives. Les battemens des artères n'égalaient pas toujours par leur fréquence, lors même que la malade était en repos, les mouvemens du cœur. Le pouls était très variable; il donnait par minute quatre-vingts ou quatre-vingt-dix battemens. Il était ordinairement faible et mou; après les paroxysmes, il devenait irrégulier, intermittent. La toux, qui était habituelle, provoquait la sortie d'un sang noir et coagulé; il en coulait aussi des narines. La malade souffrait plus souvent de ce dérangement des fonctions, pendant le jour, et surtout l'après-midi, que dans la nuit, tems où néanmoins elle était quelquefois agitée par des palpitations de cœur subites, des saisissemens et des visions.

La chaleur de la peau était diminuée; les joues surtout et les extrémités étaient froides. La malade cherchait toujours à se réchauffer, soit aux rayons du soleil, soit au feu des foyers, selon la saison. Lorsque la transpiration était abondante, toute la surface de la peau se couvrait d'une lividité remarquable.

Le système nerveux offrait une torpeur marquée. Parmi les divers sens, le tact, la vue et l'ouie manquaient de finesse; les fonctions animales, qui auparavant étaient assez actives, s'affaiblissaient de plus en plus; la malade était plongée dans une tristesse continuelle, et fatiguée par une anxiété qui imprimait à la physionomie un caractère particulier.

Elle vécut dans cet état pendant une année entière. Ses évacuations alvines étaient souvent accompagnées de la sortie d'un sang noir; elle se plaignait d'une douleur obtuse et continue sous les côtes supérieures gauches. A l'approche de l'hiver, elle sentit sa maladie s'aggraver; la fièvre survint, d'abord avec le type quotidien: les accès avaient lieu vers midi; mais, après quelques semaines, cette pyrexie devint vraiment hectique. La malade s'était jusqu'alors levée, excepté pendant les accès fébriles; mais il ne lui fut plus possible de quitter le lit. L'hydrocéphale, que l'on avait soupçonnée dès l'âge le plus tendre, parvint à son dernier degré, et en trois semaines devint mortelle. Cette jeune fille s'était plainte de violentes céphalalgies, lesquelles avaient été en augmentant; elle était plongée dans une léthargie et une stupeur profondes. Une amaurose survint; les autres sens s'émoussèrent de plus en plus; les yeux devinrent ternes, se couvrirent d'une matière pulvérulente, demeurèrent entr'ouverts; la paupière droite se paralysa; un délire tranquille se manifesta; les évacuations se firent involontairement; la fièvre augmenta; la respiration parut plus embarrassée; la mort survint paisiblement et sans convulsions, le dernier jour du mois de mars 1812.

Ouverture du cadavre. Le corps était émacié et encore livide; sa longueur était proportionnée à l'âge; mais il paraissait être d'une constitution délicate: les membres étaient grêles et les os minces.

L'abdomen étant ouvert, le grand épiploon parut convenablement situé et dépourvu de graisse. Les intestins, à l'exception du grêle contracté en quelques endroits, étaient naturellement conformés; le mésentère, non adipeux, offrait quelques tubercules. Toutes ces parties avaient une couleur livide, et leurs veines étaient engorgées. L'estomac était sain; le foie un peu volumineux, mou et d'une couleur presque naturelle; la vésicule biliaire, très ample, contenait beaucoup de bile noire; la rate, d'une grosseur ordinaire, était remplie de sang veineux.

Le pancréas, renfermant quelques tubercules, était d'ailleurs sain. La veine cave, d'un calibre trois fois plus considérable que celui de l'aorte, était, ainsi que les veines voisines, gorgée d'un sang noir. Les reins, dans l'état naturel, étaient presque dépourvus de membrane adipeuse. L'utérus, petit relativement à l'âge, était d'une couleur violacée; ses vaisseaux laissaient couler du sang : cet organe semblait enflammé. Les veines voisines étaient injectées.

Le thorax, resserré dans sa partie supérieure, étant ouvert, le cœur et les poumons parurent convenablement situés. Les poumons étaient d'une couleur un peu obscure et d'une texture dense; ils renfermaient quelques tubercules suppurans; le lobe supérieur adhérent à la pleure, contenait une vomique considérable.

Le péricarde divisé laissa couler peu de sérosité. L'aorte semblait inclinée à droite; sa portion ascendante paraissait très ample relativement au cœur, ainsi qu'aux vaisseaux qu'elle fournit. L'artère pulmonaire avait son origine plus à gauche, un calibre moindre qu'à l'ordinaire, et des parois très minces. Le conduit de botal (canal artériel) était ligamenteux. Le cœur était dans l'état naturel, quant au volume et à la forme; cependant son sommet était un peu obtus. Les vaisseaux cardiaques étaient entourés de graisse. Les oreillettes n'offraient à l'extérieur aucune altération : celle du côté droit ouverte, présentait une libre communication avec la gauche, par le moyen du trou ovale dilaté : dans celle-ci s'ouvraient les quatre veines pulmonaires.

Les parois du ventricule antérieur présentaient l'épaisseur et la force que celles du postérieur offrent ordinairement. Les colonnes charnues étaient volumineuses; la valvule tricuspide bien conformée, mais cartilagineuse à son bord libre. De la partie supérieure de ce ventricule s'élevait l'aorte : sa naissance se trouvait au dessus de la cloison, qui, ne s'étendant que jusqu'à l'insertion de la portion antérieure de la valvule tricuspide, ne séparait que très imparfaitement les deux ventricules. Un peu en arrière et à gauche de l'aorte, naissait l'artère pulmonaire. Entre les orifices de ces vaisseaux ne se trouvait qu'une colonne charnue volumineuse et forte. L'aorte était ample; mais sa surface interne et ses valvules semi-lunaires étaient dans l'état naturel. Le canal artériel, ouvert dans une partie de son trajet, était oblitéré près de l'artère pulmonaire : celle-ci, d'un calibre presque naturel, offrait les valvules semi-lunaires cartilagineuses, réunies par leurs bords, formant trois plicatures, et n'ayant, pour le passage d'un stylet, qu'une demi-ligne de diamètre.

Le ventricule postérieur, moins ample que le droit, contenait un sang plus vermeil, et donnait naissance à l'aorte. Cette artère avait, comme il a été dit, une autre origine plus considérable dans le ventricule droit, lequel communiquait avec le gauche par une perforation de la eloison. Les valvules mitrales étaient parsemées de points osseux.

La dure-mère était peu adhérente aux os du crâne; elle paraissait brune à cause du grand nombre de vaisseaux injectés qu'elle couvrait; les veines de l'encéphale étaient remplies d'un sang noir fort abondant. La substance cérébrale était molle et comme liquéfiée, de sorte qu'on en distinguait difficilement les diverses parties. Les ventricules contenaient environ trois onces de sérosité limpide; on en trouva deux à l'entrée du canal rachidien lorsque le cervelet fut enlevé (1).

(1) Car. Fred. *Haase*; Diss. inaug. Medica de Morbo cœruleo. Lipsiæ. 1813. p. 7.

OBSERVATION VINGT-SEPTIÈME.

Aorte communiquant avec les deux ventricules : Artère pulmonaire oblitérée à son origine : Canal artériel ouvert : Trou ovale non fermé.

Mme C*, mère de plusieurs enfans bien portans, accoucha, en janvier 1812, d'une fille, jouissant, en apparence, d'une bonne santé. Environ quinze jours après sa naissance, cette enfant offrit quelque chose de particulier dans sa manière d'être : sa peau prit une couleur livide et bleuâtre. Néanmoins elle tetait bien et ne paraissait pas en danger; mais, après le premier mois, sa santé s'affecta graduellement. Pendant le cours du second, du troisième et du quatrième mois, elle exerçait avec peine la succion, refusait toute autre espèce de nourriture, et perdait plus qu'elle n'acquérait de force : elle paraissait incapable de supporter le poids de son corps; et, si on la tenait droite, la couleur bleuâtre de ses lèvres et de ses ongles devenait beaucoup plus foncée. La position la plus commode était celle que l'on donnait à cet enfant pour lui faire prendre le sein : elle n'avait point la force que son âge comportait. Tout effort rendait plus noirâtre la couleur de son corps, et lui faisait perdre le mouvement volontaire. Son corps diminuait de volume; ses chairs s'amaigrissaient sensiblement; toute altération dans la respiration influait sur l'état de la peau : chaque fois que l'enfant criait ou toussait, la couleur des tégumens devenait d'autant plus foncée que ces actions étaient plus violentes.

Cette petite malade avait à peine atteint son cinquième mois, quand sa mère fut éveillée, au milieu de la nuit, par les cris les plus aigus. Elle pensa que l'enfant avait été effrayée dans son sommeil, la prit sur elle, et tâcha de la consoler; mais dans ce demi-réveil, les cris se renouvelèrent encore pendant une demi-heure, et, durant ce tems, la couleur de la peau changea plus encore qu'elle ne l'avait fait; le sommeil revint ensuite.

Le lendemain, la couleur du corps parut plus claire et plus naturelle; cependant l'enfant n'était pas bien, et sa respiration était plus gênée; la nuit suivante, les cris se reproduisirent avec plus de violence, et la suffocation devint imminente : l'enfant en revint néanmoins, quoique extrêmement fatigué; après cette attaque, la respiration ne prit pas son état naturel, elle fut entrecoupée de soupirs; l'oppression sembla augmenter jusqu'à l'heure où, la veille, s'était manifesté l'attaque; alors, sans le moindre mouvement convulsif, un affaissement graduel et la mort survinrent.

Examen cadavérique. En enlevant le sternum et ouvrant le péricarde, le cœur se montra plus volumineux et plus rempli de sang qu'à l'ordinaire; l'origine et la courbure de l'aorte étaient aussi très apparentes et plus considérables que dans l'état naturel; l'artère pulmonaire ne put être aperçue; le cœur fut enlevé, pour être plus soigneusement examiné; le péricarde fut disséqué et séparé des vaisseaux, pour découvrir, autant que possible, l'artère pulmonaire; elle fut enfin trouvée, mais si petite, et avec des parois si minces, qu'il fut très difficile de la dissocier de la portion de péricarde qui se réfléchissait sur elle.

Les deux ventricules communiquaient avec l'aorte. Quoique l'artère pulmonaire naquît de la base du cœur comme à l'ordinaire, l'introduction d'une sonde du côté du ventricule prouva qu'elle était oblitérée. On s'assura davantage encore de cette disposition, en dirigeant la sonde de l'une des branches de cette artère vers son tronc, et divisant par dessus : on trouva ce dernier converti en un petit cul-de-sac ligamenteux, se terminant au voisinage de la membrane qui tapisse la cavité du ventricule;

le trou ovale n'était que partiellement fermé; le canal artériel était ouvert (1).

OBSERVATION VINGT-HUITIÈME.

Trou interoriculaire conservé.

Cette observation est extraite d'une notice de l'ouvrage de M. Corvisart, ayant pour titre : *Fragmens pour servir à l'histoire des progrès de la médecine en France, par J.-J. Moreau (de la Sarthe)*; 1813, p. 45.

« Nous avons nous-mêmes suivi, pendant près de dix ans, les effets de l'une de ces altérations organiques les plus prononcées, chez un jeune homme dont la vie laborieuse et incertaine s'est soutenue jusqu'à l'âge de dix-huit ans, et qui a succombé à une maladie accidentelle. Ce jeune homme était très sensible et très irritable; la teinte violette de la peau et des lèvres diminuait ou augmentait à chaque instant chez lui, suivant ses impressions, son attitude, ses mouvemens, la difficulté plus ou moins grande de sa digestion, de sa respiration.

« Pendant le travail de la première digestion,

(1) A case of malconformation of the heart, by M. *Howship*; Edinburgh *Medical and Surgical Journal*. 1813. Tom. IX, p. 399.

la conjonctive paraissait presque bleue ; les extrémités du nez, des oreilles, des doigts, offraient une teinte foncée et noirâtre. Il était sujet à des évanouissemens fréquens, et à des tremblemens convulsifs : il éprouva, à différentes époques, quelques maladies aigues qui n'offrirent rien de particulier.

« Le développement de la puberté parut améliorer un peu sa situation. On lui administra impunément plusieurs médicamens, et même des purgatifs et des vomitifs. Son régime habituel était d'ailleurs très doux, et l'emploi des plus légers stimulans, tels que le vin, le café, lui causaient une irritation nerveuse très marquée, de l'oppression, des palpitations et une augmentation subite de la coloration violette qui devenait presque noire, surtout aux gencives, aux pommettes et à l'extrémité des doigts et du nez. Placé au milieu d'une famille riche et pénétrée de la plus tendre sollicitude, ce jeune homme ne paraissait pas malheureux. Il avait des mœurs, des goûts, qu'il semblait devoir à sa situation ; et jamais, peut-être, on n'a rencontré un exemple plus complet des rapports entre l'état moral et la disposition particulière des organes. Sans être passionné, il était fort affectueux ; il avait une grande douceur dans le caractère, des habitudes paisibles, et un goût marqué pour des études faciles, qui l'occupaient sans l'agiter ni le fatiguer. Il aimait surtout à lire, à dessiner, et à augmenter ou arranger, suivant une foule de combinaisons, une collection d'histoire naturelle qu'il avait formée. La reconnaissance des sentimens et des soins dont il était l'objet, avait beaucoup développé sa sensibilité morale, et il se faisait remarquer par sa bienveillance, son désintéressement, et cette occupation tendre et continue du bonheur des autres, qu'il est si rare de rencontrer chez les personnes habituellement souffrantes et valétudinaires. »

Ce jeune homme mourut au septième jour d'une fièvre insidieuse (1). L'ouverture du corps fut faite avec beaucoup d'attention par MM. *Laennec* et *Fizeau*, qui ont bien voulu m'en communiquer les détails.

« Le corps, d'une taille moyenne, présentait un amaigrissement général, mais différent dans les diverses parties : il était à peine notable à la face, plus marqué au tronc, plus encore aux

(1) M. *Fizeau*, qui avait observé ce malade, remarqua que, pendant le cours de sa vie et durant la maladie qui la termina, le pouls ne s'éloigna jamais de l'état naturel.

extrémités inférieures, et très grand aux extrémités supérieures. La peau avait, dans toute son étendue, une couleur brunâtre pâle, sans aucun mélange de lividité, même aux parties postérieures du tronc et des membres. On remarquait seulement à la face et sur les fesses quelques taches brunes de la grandeur d'une lentille, même plus petites; les lèvres offraient une teinte livide et foncée; il n'y avait d'œdème en aucune partie du corps ».

La cavité du crâne ayant été ouverte, les sinus de la dure-mère laissèrent couler une grande quantité de sang noir et assez épais ; tous les vaisseaux de la pie-mère étaient injectés et remplis d'un sang de la même nature : cette membrane elle-même offrait, dans toute son étendue, une teinte rouge intense.

La substance cérébrale était assez ferme, et laissait suinter, lorsqu'on l'incisait, un grand nombre de gouttelettes d'un sang noirâtre. Il n'y avait de sérosité, ni dans les ventricules, ni à l'extérieur du cerveau.

La trachée-artère, uniformément rougie à l'intérieur, contenait du sang livide d'un rouge foncé.

Les poumons étaient sains, crépitans dans toute leur étendue, et assez amples : ils avaient, à l'extérieur, une couleur d'un rouge violet, et les vaisseaux subjacens à leur tunique séreuse, étaient très injectés. A l'intérieur, les poumons offraient antérieurement une couleur rougeâtre foncée ; postérieurement ils étaient extrêmement gorgés de sang noir, mais crépitans. Le poumon droit adhérait, en arrière, à la pleure costale, par un tissu cellulaire assez serré; latéralement, il présentait encore une adhérence isolée, en forme de ligament : à sa partie antérieure, il était libre; le poumon gauche l'était dans toute son étendue.

Le cœur, d'un volume un peu grand, eu égard à la taille du sujet, était rempli, dans toutes ses cavités, d'un sang noir à demi caillé, sans aucune concrétion polypeuse; le ventricule gauche avait une capacité moyenne; ses parois étaient plus minces que dans l'état naturel; elles avaient à peine trois lignes d'épaisseur; le ventricule droit, un peu plus ample que le gauche, présentait des parois beaucoup plus épaisses; elles avaient, auprès de la valvule tricuspide, environ six lignes d'épaisseur : cette épaisseur diminuait insensiblement jusqu'à la pointe du cœur, où elle n'était plus que d'environ trois lignes. Les colonnes et les piliers charnus de ce ventricule avaient acquis un développement proportionnel, et leur volume était tel, qu'il semblait obstruer, en grande partie, la cavité du ventricule; les valvules sigmoïdes de l'aorte et de l'artère pulmonaire étaient saines, ainsi que ces artères elles-mêmes et que les valvules mitrales et tricuspides.

Les veines caves et pulmonaires étaient également dans l'état naturel.

L'oreillette droite était un peu plus volumineuse que la gauche; elles étaient d'ailleurs l'une et l'autre dans l'état naturel, à l'exception de la disposition anatomique que voici : à la partie inférieure de la fosse ovale, on voyait une ouverture de la grandeur d'une lentille, et dont les bords étaient parfaitement lisses. La circonférence de cette ouverture présentait deux parties très distinctes, dont l'une, supérieure et demi-circulaire, était formée par la partie inférieure de la portion de la cloison des oreillettes, à laquelle on donne le nom de fosse ovale; cette cloison, échancrée en cet endroit, présentait un rebord assez mince; la partie inférieure du contour de l'ouverture était formée, du côté de l'oreillette droite, par la prolongation du bord antérieur de la valvule d'*Eustachi;* de l'autre côté, par la partie correspondante de la paroi interne de l'oreillette gauche. Cette dernière partie de la circonférence de l'ouverture était droite, et formait la corde de l'arc décrit par l'échancrure de la fosse ovale.

Il n'y avait de sérosité, ni dans les pleures, ni dans le péricarde : les vaisseaux subjacens à ces membranes étaient tous injectés et gorgés de sang.

A l'ouverture de la cavité abdominale, les intestins se présentèrent médiocrement distendus par des gaz, et recouverts, en grande partie, par l'épiploon, qui était sain et assez chargé de graisse, mais dont tous les vaisseaux étaient injectés d'un sang noir. Les vaisseaux subjacens à la tunique péritonéale des intestins, étaient également injectés dans toutes leurs ramifications; les intestins grèles présentaient en outre, à l'extérieur, une teinte homogène rougeâtre, assez foncée. Leur membrane muqueuse offrait une teinte également uniforme et d'un rouge intense; les gros intestins étaient moins rouges à l'extérieur, et leur membrane muqueuse ne l'était guère qu'aux endroits où elle formait des replis.

L'estomac, assez fortement distendu par des gaz, offrait, à l'extérieur, moins de rougeur et d'injection que le reste du canal intestinal; mais il présentait intérieurement, dans toute l'étendue de sa petite courbure, une rougeur livide assez foncée.

L'épaisseur des pa ois de tout le canal intestinal était un peu plus grande que dans l'état ordinaire; ce qui paraissait dépendre, en grande partie, du sang accumulé dans les vaisseaux capillaires de ces membranes.

La rate, longue d'environ huit pouces, et d'une grosseur proportionnée, était assez ferme, et laissait suinter peu de sang par l'incision.

Le foie, d'un rouge violet à l'extérieur, rougeâtre-pâle intérieurement, laissait couler une grande quantité de sang noir et épais, quand on l'incisait : ce sang venait des troncs et des rameaux des veines hépatiques, et surtout de la veine porte, le tissu hépatique n'étant nullement gorgé de sang.

La vésicule biliaire adhérait avec le duodenum par quelques lames cellulaires assez larges; elle contenait environ trois onces d'une bile brunâtre, trouble, fort liquide : il n'y avait pas de sérosité épanchée dans la cavité du péritoine.

Les autres organes, situés dans la cavité abdominale, parurent sains, mais gorgés de sang.

Les muscles, dans toutes les parties du corps, étaient poisseux et d'un rouge-brun; les veines sous-cutanées laissaient couler beaucoup plus de sang qu'elles n'ont coutume d'en donner dans la plupart des ouvertures, et en général tout le système veineux était gorgé d'un sang noir et un peu épais.

OBSERVATION VINGT-NEUVIÈME.

Cœur composé d'une oreillette et d'un ventricule : Aorte fournissant les artères pulmonaires.

E. naquit à terme, le 30 mars 1807. Pendant une demi-heure, la circulation du sang, à travers les poumons, ne parut s'établir qu'avec peine. La respiration était difficile, et le mucus accumulé dans le larynx, rendait cet état plus fâcheux; la face était quelque tems très pâle, et ensuite un peu livide; enfin, les fonctions circulatoires et respiratoires s'établirent avec liberté. Durant les premières quarante-huit heures, cet enfant sembla jouir de la plus parfaite santé : sa face était rouge et animée; sa peau chaude; le méconium et l'urine furent convenablement évacués; il prit le sein avec empressement et dormit bien. Dans la nuit du 1er avril, le docteur *Farre* fut appelé à cause de la difficulté de la respiration, laquelle était très fréquente; mais la température et l'aspect de la peau étaient naturels, et l'enfant ne paraissait pas souffrir. L'action du diaphragme était extraordinaire, et à chacune de ses contractions, qui étaient très fréquentes, il faisait courber en dedans les rebords des côtes. Les mouvemens du cœur étaient violens. Rien ne fut conseillé, parce que les indications n'étaient pas claires. Le sommeil vint et dura une partie de la nuit; mais le matin, de bonne heure, les cris de l'enfant annoncèrent son état de souffrance; le diaphragme s'agitait avec une e cessive énergie, et toute l'étendue de ses attaches était marquée par cette violente contraction; le cœur frappait contre les côtes; le pouls ne se distinguait pas au poignet; la peau était pâle et froide : on baigna l'enfant dans de l'eau chaude, jusqu'à ce que ses joues fussent colorées; on l'enveloppa dans une flanelle : la circulation fut rétablie à la surface, et cet état alarmant fut diminué. Il paraît que cette souffrance avait été augmentée par la distension de l'estomac; car chaque fois qu'il tetait, son dérangement devenait plus grand, surtout dans les momens qui précédèrent immédiatement la violente exacerbation qui vient d'être décrite. Après le bain chaud, la peau ne devint plus pâle comme auparavant; mais elle demeurait un peu froide, car le sang circulait lentement dans les vaisseaux cutanés, et la face était un peu livide; l'action musculaire s'affaiblissait, et les membres restaient pendans. Avant ce trouble de la respiration, la force avait été extraordinaire pour un enfant de cet âge; mais depuis, elle était à peine suffisante pour embrasser le mamelon, malgré tous les efforts de l'enfant. L'action laborieuse du diaphragme cessa; la respiration devint de plus en plus faible; les sens furent engourdis pendant les dernières heures, la mort eut lieu sans convulsion, soixante et dix-neuf heures après la naissance, et trente après le trouble de la respiration.

Ouverture. Le cœur, situé naturellement, était, outre mesure, distendu par le sang. Ce fluide était extravasé sous le péricarde et dans une grande étendue du tissu propre des poumons; mais il n'y avait aucun épanchement dans les cavités du thorax. Le cœur consistait en une oreillette, un ventricule et une artère; l'oreillette était plus distincte de son appendice qu'à l'ordinaire, par une cloison qui, cependant, livrait passage au sang par une large ouverture; les veines caves s'ouvraient dans l'oreillette, et les quatre veines pulmonaires dans la cavité de l'appendice. Il n'y avait qu'un orifice ventriculaire : le ventricule était muni d'une sorte de valvule tricuspide. Du ventricule naissait l'aorte avec ses valvules sémi-lunaires. Ses deux premières branches étaient pulmonaires, très larges et situées près l'une de l'autre; une troisième branche était encore plus volumineuse : elle naissait à angle droit de l'aorte, et produisait l'artère innominée et les carotide et sous-clavière gauches. Une seule artère se distribuait au cœur; le reste du tronc de l'aorte n'avait rien d'extraordinaire. A l'origine des branches pulmonaires, le tube de cette artère était très resserré : ses membranes étaient séparées par le sang des *vasa vasorum*, qui s'était infiltré. Elles étaient épaissies ; l'interne était enflammée jusqu'au cœur ; les valvules étaient extrêmement rouges ; les viscères abdominaux étaient dans l'état naturel ; le cerveau ne fut pas examiné (1).

OBSERVATION TRENTIÈME.

Trou ovale et canal artériel conservés.

Me S. accoucha d'une fille, le 15 octobre 1813; on ne vit chez cette enfant, à sa naissance, rien d'extraordinaire. Elle cria faiblement pendant quelques minutes, parut débile, et offrit, sur sa peau et ses yeux, une teinte jaunâtre. La

(1) On malformations of the human heart, by J. R. *Farre*, M. D. London. 1814. p. 2.

sortie du méconium fut sollicitée par un laxatif. On observa, pendant la première semaine, une tranquillité peu commune, un assoupissement continuel et une menace de suffocation, lorsque la succion avait lieu. Dans le cours de la seconde, cette enfant poussa des cris aigus, comme par accès, surtout dans la soirée, et sa respiration devint très remarquable. Elle faisait une longue et profonde inspiration, accompagnée d'un ou deux sanglots, et ensuite respirait très vite. D'autres fois, les inspirations étaient très courtes, et les expirations communément longues, jusqu'à ce qu'une sorte de sanglot convulsif eût dissipé cet état d'irrégularité. Ces désordres dans la respiration s'observaient surtout après la succion ou les cris. Le paroxysme étant passé, l'enfant s'endormait, respirait aisément, peut-être plus vite qu'à l'ordinaire, et éprouvait de fréquens tressaillemens. La quatorzième nuit, l'attaque des cris fut plus forte que les autres; pendant quelques momens la respiration fut suspendue; les lèvres devinrent noires, lorsqu'un violent effort convulsif, accompagné d'un profond soupir, ramena l'état naturel. Cette crise se répéta pendant environ une heure, après laquelle la nuit se passa paisiblement. Les quinzième et seizième jours, respiration se troubla de plus en plus, mais le paroxysme du dix-septième fut moins violent, et la nuit meilleure; le dix-huitième jour au matin, l'enfant respira avec moins de suffocation qu'à l'ordinaire; la peau et les yeux restaient jaunâtres, et les matières fécales n'étaient pas colorées par la bile. Un grain de sous-muriate de mercure et quatre grains de rhubarbe furent donnés à quatre heures de l'après-midi. L'enfant dormit environ une heure, s'éveilla et vomit une partie de la poudre; bientôt après, elle parut souffrir beaucoup, et cria vivement. Dans ce paroxysme, la respiration était fréquemment suspendue pendant plus d'une minute; les lèvres étaient noires, et les yeux fixes. Un médecin du voisinage administra de l'huile de Ricin, un peu d'assa-fœtida, etc., mais à huit heures, lorsque M. *English* arriva, la petite malade parut mourante. Ses extrémités étaient froides; sa face cadavéreuse; ses lèvres noires; sa respiration se faisait par des inspirations courtes et convulsives, et de longues et plaintives expirations, entrecoupées de soupirs. Lorsqu'elle fut mise dans un bain chaud, la respiration s'améliora, les expirations étant aidées par une douce pression sur l'abdomen et les côtes. Ce moyen ayant été continué pendant une demi-heure, l'enfant fut enveloppée dans une flanelle chaude, et parut dormir pendant une heure; mais la respiration reprit bientôt son caractère inquiétant, et les symptômes précédens revinrent. Le bain chaud fut renouvelé et avec le même avantage; à la sortie du bain, la respiration s'arrêta : on exerça des frictions sur le thorax et l'abdomen; en favorisant ainsi les expirations, la vie fut prolongée durant environ deux heures. Pendant dix minutes, on ne vit aucune apparence de vitalité; puis une forte action convulsive de tous les muscles du thorax et de l'abdomen, avec un profond soupir accompagné de sanglots, renouvela la circulation. Alors, la couleur revint aux lèvres; les membres s'étendirent; les yeux s'ouvrirent. Un dernier effort analogue survint un quart d'heure après que l'on avait cru l'enfant morte. On ne put jamais sentir les battemens du cœur. Les pulsations des deux artères radicales étaient isochrones.

Le cadavre fut examiné le 4 novembre 1813. Le cœur avait le volume et la forme convenables : ses cavités avaient leurs proportions accoutumées; mais la valvule du trou ovale était si imparfaite, qu'il existait une libre communication entre les oreillettes; le canal artériel était ouvert et plus large qu'à l'ordinaire; l'artère pulmonaire était relativement plus considérable, mais ses branches droite et gauche avaient leur calibre ordinaire; la sérosité du péricarde était abondante; il n'y en avait point dans les autres cavités du thorax; les poumons paraissaient sains; le foie était surchargé de sang; la vésicule et les canaux biliaires étaient très contractés; mais il n'y avait pas d'autre altération (1).

OBSERVATION TRENTE-UNIÈME.

Aorte se terminant après avoir fourni les troncs céphaliques et brachiaux : Artère pulmonaire communiquant avec les deux ventricules du cœur, produisant l'aorte descendante : Trou ovale ouvert.

Mme C. avait eu douze enfans, dont quatre seulement ont survécu. Un fils, né le 12 mai 1808, périt neuf jours après; une fille, née le 19 octobre 1810, vécut trois mois; un jumeau, né le 24 septembre 1811, n'exista que cinq jours. Non seulement ces enfans, mais d'autres issus de la même mère, offrirent des symptômes d'une conformation vicieuse du cœur. L'examen cadavérique prouva que telle était la cause de la mort du garçon et de la fille. Le garçon, dont le cas était

(1) Communiquée par M. *English* au docteur *Farre*, l. c. p. 12.

8

le plus remarquable, parut vivre dans l'état le plus fâcheux. Sa respiration était extrêmement précipitée, ou plutôt haletante : elle semblait régulière pendant une minute, puis s'arrêtait; un profond soupir était poussé; tout le corps était agité; le cœur palpitait avec force, ensuite la respiration reprenait sa première régularité; sa peau était toujours d'une couleur livide. Il y eut neuf ou dix attaques de cris avant la mort, qui survint au milieu des convulsions. Le bain chaud avait apporté beaucoup de soulagement.

Le sternum était plus convexe qu'à l'ordinaire; le cœur large; le ventricule droit plus convexe, plus épais, plus ample qu'il ne l'est communément. L'artère pulmonaire naissait de ce ventricule, communiquait avec le gauche, et produisait l'aorte descendante, après avoir distribué aux poumons les branches qui leur sont propres. L'aorte ascendante naissait naturellement, se dirigeait en haut, et se terminait en formant l'artère innominée, les corotide et sous-clavière gauches, et une très petite branche qui, se portant à l'aorte descendante, n'était ouverte que dans une partie de son trajet. Le trou de botal était ouvert (1).

---

(1) Communiquée par MM. *Cooper* et *English* au docteur *Farre*, l. c. p. 14.

OBSERVATION TRENTE-DEUXIÈME.

Aorte communiquant avec les deux ventricules : Origine de l'artère pulmonaire rétrécie.

John Cannon n'offrit à sa naissance rien d'extraordinaire; mais, après quelques mois, sa mère pensa qu'il était plus brun que ses autres enfans. A l'âge de deux ans et demi, elle s'aperçut que la couleur bleue des joues et des lèvres devenait plus foncée quand l'enfant était agité ou qu'il avait froid. Depuis cette époque jusqu'à sa mort, on remarqua qu'il fut toujours également affecté, non seulement par les affections morales, mais encore par les mouvemens du corps, surtout dans les tems très froids. Dans les mêmes circonstances, les mains, les pieds, et même toute la surface du corps, se refroidissaient.

Avant l'âge de trois ans, l'enfant perdit l'usage des membres inférieurs; mais, en quelques semaines, il le recouvra, ainsi que son état de santé premier, sous l'influence du traitement prescrit par le docteur Babington. Aussitôt qu'il fut capable d'exprimer ses sensations, il se plaignit de fréquentes nausées et d'une violente céphalalgie. Ces symptômes furent augmentés par les circonstances déjà mentionnées et devinrent habituels à l'âge de cinq ans. Dans les derniers tems, le moindre effort paraissait faire souffrir beaucoup ce malade : il portait ses mains à la tête et les nausées augmentaient, mais les selles étaient régulières et faciles. A cette époque, MM. *Astley Cooper, Georges Young* et plusieurs médecins furent consultés. Le 15 octobre 1812, ayant alors neuf ans et cinq mois, il fut confié aux soins de M. *Wheelwright* pour une perte de l'usage du pouce gauche. Son habitude extérieure était maigre et délicate, mais sa santé était dans l'état naturel et n'offrait aucune altération apparente : une poudre apéritive fut prescrite. Vers le 17, il survint une paralysie du bras et de la jambe gauches, avec convulsions partielles et passagères, vive douleur de tête, *chaleur élevée de la peau,* langue chargée et nausées fréquentes. Les pupilles étaient un peu dilatées et le pouls donnait cent vingt pulsations par minute.

D'après ces symptômes et l'histoire de la maladie, on ne put établir que l'opinion la plus défavorable; mais, pour céder au désir de soulager le malade, M. *Wheelwright* ordonna une application de sangsues aux tempes, un vésicatoire à la nuque, une dose de calomel et une solution de sulfate de magnésie. Le 18, le pouls battait cent vingt-quatre fois : il était irrégulier.

Les convulsions devinrent plus fortes et plus longues. Il y eut trois évacuations alvines : les matières fécales étaient d'une couleur noirâtre ; l'urine rare et foncée en couleur. Le 19, le pouls donnait quatre-vingt-six battemens, était faible, irrégulier, presque égal aux deux bras, les forces du malade baissaient rapidement ; son corps se couvrait d'une perspiration chaude. Le 20, son pouls offrait de soixante-six à soixante-dix battemens, était misérable ; ses pupilles étaient très dilatées ; il expira dans la soirée. Environ cinq ou six jours avant sa mort, il avait fait une chute en jouant avec ses camarades, et s'était frappé la tête contre terre ; circonstance qui ne fut pas mentionnée avant la mort.

A l'ouverture du sujet, on trouva dans l'hémisphère droit du cerveau un abcès qui contenait environ une once et demie d'un pus épais et noirâtre. Il y avait dans le cœur une ouverture de communication à travers la cloison des ventricules, près l'origine de l'aorte. Les valvules sémi-lunaires de l'artère pulmonaire étaient rapprochées de manière à ne laisser qu'une petite ouverture circulaire ; le canal artériel était fermé (1).

(1) Voy. *Farre*, l. c. p. 24.

OBSERVATION TRENTE-TROISIÈME.

Aorte communiquant avec les deux ventricules : Artère pulmonaire oblitérée : ses branches recevant du sang par le canal artériel conservé.

Une petite fille âgée de quatre semaines fut portée à M. le docteur *Farre*, au Dispensaire de Londres, dans le mois d'avril 1809. La couleur de sa peau était bleue, et chaque fois qu'elle criait, ce qui arrivait aussitôt qu'on la remuait, elle devenait noirâtre. Étant bien vêtue, sa peau avait une température convenable; mais sa mère assura qu'elle avait bientôt froid et qu'il était difficile de la tenir chaude. Sa respiration était courte, mais non très laborieuse; l'ombilic était ulcéré, et les tégumens voisins étaient enflammés; sous l'un des bras se trouvait une ulcération de la peau avec tendance à la gangrène; les fonctions digestives se faisaient mal, et les forces étaient diminuées par le dévoiement. Cette enfant ne vécut encore qu'une semaine.

La cloison des ventricules était perforée; l'aorte naissait des deux ventricules, du droit surtout, et était dilatée; l'artère pulmonaire était imperforée jusqu'à sa bifurcation, et ses branches recevaient le sang de l'aorte par le canal artériel ; l'oreillette et le ventricule droits étaient plus larges que les cavités opposées (1).

OBSERVATION TRENTE-QUATRIÈME.

Aorte née du ventricule droit : Artère pulmonaire du gauche : Canal artériel et trou ovale non oblitérés.

Un enfant mâle, le onzième de ceux qu'avait eus Mme B. S., parmi lesquels six ou sept étaient morts-nés, parut à sa naissance en bon état sous le rapport de la nutrition ; mais très peu de tems après, il commença à tousser si violemment que sa mère en fut alarmée. Il vécut cinq mois, pendant lesquels on observa les circonstances suivantes : gêne dans la respiration, qui rendait la succion très difficile ; pulsation considérable à l'épigastre ; lividité remarquable et froid excessif de la peau ; toux fréquente, aggravée par un changement quelconque de position, excepté par celle sur le côté droit. Cet enfant était toujours enveloppé de laine ; la plus légère exposition à l'air, soit d'une main, soit de la face, lui occasionait des frissons : il ne semblait être bien, que couché sur le côté droit et tenu à une température assez élevée pour produire une

(1) Voy. *Farre*, l. c. p. 27.

douce moiteur. A l'âge de deux ou trois mois, il eut plusieurs attaques qui furent diminuées par l'emploi du bain chaud. Il était sujet à une diarrhée que modéra un traitement tonique. Lorsqu'il eut atteint l'âge de cinq mois, sa sœur, (qui de onze enfans a seule survécu), contracta la variole et la lui communiqua. La fièvre d'éruption se manifesta par une augmentation de chaleur vers la tête, tandis que le tronc et les membres restèrent froids. Quand les pustules commencèrent à paraître sur la face et le corps, il survint une attaque; aucun bon effet ne résulta de l'emploi du bain chaud; la mort survint bientôt. L'enfant avait depuis deux jours refusé le sein.

Il y avait une transposition des artères, les oreillettes et les veines conservant leurs rapports. L'aorte et son ventricule, remarquable par sa figure et la force de ses parois, constituaient le côté droit du cœur; (cependant la valvule de l'orifice auriculo-ventriculaire droit était tricuspide, et celle de l'orifice gauche était bicuspide). L'artère pulmonaire et son ventricule en formaient le côté gauche : cette dernière artère se divisait convenablement. Le canal artériel était conservé, mais on ne put suivre son trajet, vu que l'aorte fut coupée trop près du cœur : ce canal (1) était trop étroit pour admettre l'extrémité arrondie d'une sonde ordinaire; le trou ovale était imparfaitement fermé; sa valvule était criblée de petites ouvertures; les poumons avaient une apparence naturelle; les pleures n'avaient contracté aucune adhérence et ne contenaient aucun fluide; la peau, après la mort, prit une couleur cuivrée, et offrit de petites taches d'un rouge plus vif, indiquant la place des pustules varioleuses (2).

OBSERVATION TRENTE-CINQUIÈME.

Aorte communiquant avec les deux ventricules : Artère pulmonaire étroite : Trou ovale non fermé.

H. B., âgé de quatorze ans, très maigre, et faible depuis son enfance, avait la taille de son âge; les cheveux d'un brun-clair; les yeux très noirs; les ailes du nez larges; la lèvre inférieure épaisse, saillante et comme fendue au milieu; la langue très volumineuse, comme dentelée à sa surface et découpée sur ses bords, les gencives spon-

(1) Le docteur *Farre* dit : *This artery.* Voudrait-il parler de l'artère pulmonaire? Mais alors le texte serait en contradiction avec la figure qui représente ce vice de structure : en effet, l'artère pulmonaire paraît large, moins il est vrai que l'aorte, tandis que le canal artériel est fort étroit.

(2) *Farre*, l. c. p. 29.

gieuses; l'haleine fétide; les bras et les jambes peu fournis de chair; les doigts et les orteils maigres, longs, en masse *(clubbed)* ou comme bulbeux à leur extrémité; les ongles larges; la peau très unie, mais toujours moite, constamment et uniformément d'une couleur livide foncée, approchant du pourpre; la bouche habituellement entr'ouverte; la tête enfoncée entre les épaules; la constitution délicate et très sensible au froid; la respiration difficile; de fréquens spasmes de la poitrine; des baillemens; une toux pénible, qui survenait en courant ou montant vite un escalier; des battemens de cœur profonds, mais réguliers dans l'état de repos; des palpitations violentes dans les mouvemens prolongés. L'artère radicale battait quatre-vingts fois par minute avec régularité; le pouls était faible et s'accélérait aisément; le malade se plaignait souvent d'une douleur compressive et déchirante dans la poitrine, et, quand il était au lit, d'une sensation de brûlure vers les malléoles. Il éprouvait souvent des tressaillemens pendant le sommeil, et s'éveillait avec un sentiment de suffocation; il portait la tête haute; son appétit était modéré; il avait en général soif, souvent froid, même dans les tems les plus chauds; il était d'un bon naturel, mais avait l'esprit lent; souvent il sifflait haut et fort, mais en laissant des intervalles; il ne pouvait lire à haute voix long-tems; sa vue était trouble, surtout dans les derniers tems; la conjonctive semblait se remplir de sang, lorsque des mouvemens avaient lieu; la chaleur était plus élevée de deux degrés à l'intérieur qu'à la surface du corps. Le 20 février, cet individu périt subitement d'une abondante hémoptysie : il avait été, en dernier lieu, très fatigué par la toux, les nausées, l'extrême débilité. L'ouverture fut faite le 21 février 1810.

Le sternum était très saillant; les côtes très obliques; le côté gauche un peu proéminent. Il y avait une grande quantité de sang fluide dans le côté droit du cœur. Tout le sang était fluide, excepté un caillot fibreux, engagé dans le trou ovale. Les intestins avaient une couleur noirâtre; le foie également : cette teinte était plus foncée qu'à l'ordinaire vers la surface; les vaisseaux lactés étaient pleins de chyle, l'individu étant mort immédiatement après déjeûner. Le cœur était large, surtout vers le ventricule droit, dont les parois étaient aussi épaisses que celles du ventricule gauche; l'artère pulmonaire, rétrécie de près de la moitié de sa capacité, n'aurait pas pu admettre l'extrémité du petit doigt; l'oreillette gauche était très petite, ainsi que le ventricule du même côté; l'aorte était plus volumineuse qu'on ne le voit communément; une large ouverture se trouvait à la partie la plus élevée de la cloison des ventricules; il n'y avait aucune communication entre les deux artères; le canal artériel était oblitéré; la valvule du trou ovale était imparfaite dans le fond; cette ouverture, quand on l'élargissait, avait le calibre d'une plume à écrire; il y avait une adhérence forte, mais partielle, entre les pleures; les poumons étaient très altérés: ils contenaient des tubercules; ils présentaient des cavités ulcérées, contenant des grumeaux de sang. Ces lésions étaient plus considérables du côté gauche: elles n'avaient point l'apparence des vomiques des poumons; elles ne renfermaient point de pus, et il n'y avait jamais eu d'expectoration purulente (1).

OBSERVATION TRENTE-SIXIÈME.

Les deux oreillettes s'ouvrant dans le ventricule droit: Absence de la cloison des ventricules.

Le 21 juillet 1814, le docteur *Farre* visita avec

---

(1) Cette observation fut communiquée par M. *Travers* au docteur *Farre*, l. c. p. 34.

M. *Leadam*, J. W., âgé de vingt-deux ans; ils le trouvèrent dormant du côté droit et transpirant abondamment. Sa figure était chétive et son apparence puérile; sa face était d'une couleur violette foncée; ses traits étaient enflés et dégoûtans, et, dans leur conformation, ressemblaient plus à ceux d'un Africain qu'à ceux d'un Européen; son corps et ses mains étaient plus chaudes que dans l'état naturel, mais ses pieds étaient froids. Il s'éveilla et parut un peu inquiet. Sa langue, d'une couleur pourpre foncée, avait une surface très inégale, était propre et humide; son appétit avait été bon, mais alors il manquait; son ventre était régulièrement libre, et les matières évacuées étaient d'une apparence naturelle, excepté pendant le dernier hiver, époque où le malade fut saigné, sans diminution des symptômes. L'urine était foncée en couleur et rare; le volume de l'abdomen et la capacité du thorax étaient larges, relativement à la taille du sujet. Sa respiration était facile, mais plus fréquente que dans l'état naturel; il survenait, avec quelque régularité, une inspiration profonde, qui s'opérait librement. Sa force musculaire était tellement diminuée, qu'il ne pouvait plus se promener. Tant qu'il avait pu faire de l'exercice, ce dont il était encore récemment capable, la plus légère fatigue suffisait pour produire la dyspnée et la toux; et, après une action forte, les muscles qui concourent à la respiration se contractaient d'une manière excessive. Les pulsations du cœur étaient facilement senties dans une large étendue du côté gauche du thorax. A chaque contraction du cœur, les veines jugulaires externes se gonflaient. Le pouls était fréquent, n'était ni irrégulier, ni intermittent; la couleur de la peau était noirâtre; les veines superficielles semblaient variqueuses; elles étaient très apparentes sur les paupières; les conjonctives participaient à la coloration générale. On remarqua quelque chose de soyeux à la peau, excepté sur les doigts, qui étaient rudes, couverts de verrues, et dont les extrémités étaient, plus qu'elles ne le sont en général, disposées en forme de masse. Les membres inférieurs étaient souvent douloureux et les malléoles œdémateuses. Il y avait souvent des vertiges; les yeux étaient proéminens et ternes; les pupilles ne se contractaient que lentement par l'action de la lumière; mais la vision était parfaite. Il n'y avait dans les autres sens aucun vice apparent.

Lorsque M. le docteur Farre tira de sa poche un thermomètre pour mesurer le degré de chaleur, cet individu se mit à pleurer. Ce chagrin put être attribué, et au sentiment de sa situation, et à la crainte, car il était très timide; son esprit, comme son corps, était enfantin; mais il n'était point stupide. Pour l'accoutumer, on commença par prendre la température extérieure; on lui fit tenir le thermomètre dans la main. Le mercure s'éleva lentement à quatre-vingt-dix-huit et y demeura. En mettant la boule du thermomètre sous la langue et lui faisant rapprocher des lèvres, le mercure s'éleva rapidement à cent degrés et une fraction. La température de la chambre était de soixante-seize degrés. La boule du même thermomètre ayant été mise sur la langue de M. *Farre*, M. *Leadam* vit le mercure ne s'élever qu'à quatre-vingt-dix-huit. Replacé dans la bouche du malade, le thermomètre monta de deux ou trois degrés et ne varia plus, bien qu'observé pendant quelque tems.

Le malade mourut le 3 août. Plus il approchait de sa fin, plus il avait d'impatience et de susceptibilité. Ses mains étaient tantôt assez chaudes, tantôt plus froides au toucher que dans l'état naturel. L'abondante transpiration qui avait été remarquée continua à des degrés variés pendant deux ou trois jours et cessa. Alors l'œdème des extrémités inférieures diminua beaucoup et n'augmenta point ensuite. Il mourut subitement après avoir pris un repas plus copieux qu'à l'ordinaire. La table suivante montre l'état du pouls et de la respiration, ainsi que les dates de l'observation :

Juillet	26.	Pouls	114.	Respiration	29.
—	27.	—	100.	———	28.
—	28.	—	108.	———	29.
—	30.	—	120.	———	29.
Août.	2.	—	100.	———	26.

L'ouverture du corps fut faite par M. *Hodgson*, en présence de MM. *Leadam*, *Farre*, etc.

État extérieur. La peau en général, excepté la face, était d'une couleur moins foncée que pendant la vie ; le thorax et l'abdomen étaient volumineux, mais les extrémités étaient minces ; la longueur du sujet, depuis le vertex jusqu'au talon, était de quatre pieds trois pouces ; la circonférence de la base du thorax était de vingt-sept pouces, et celle de la partie la plus élevée de cette cavité, en passant sous les aisselles, était de vingt-trois pouces. On ne découvrait aucun signe de puberté. On remarquait une décoloration partielle des tégumens de l'un des orteils s'étendant jusqu'à la partie la plus élevée du pied : elle paraissait être dans un état voisin de la gangrène. Peu de jours avant sa mort, le malade s'était plaint d'une grande douleur dans cette partie.

Thorax. Par suite de l'adhérence contractée

avec les pleures, les viscères thoraciques ne formaient qu'une masse. Cependant le péricarde n'offrait point une union analogue. Il n'y avait dans les poumons aucun tubercule : leur tissu était coloré par le sang. Les cavités droites du cœur, les veines caves, les veines sous-clavières et jugulaires, contenaient une grande quantité de sang noir encore fluide. Les particularités suivantes étaient dignes d'attention : les veines étaient en bon état, excepté les veines caves inférieures et coronaires, qui étaient très dilatées ; la valvule d'Eustachi était plus développée qu'à l'ordinaire ; chaque oreillette avait une capacité naturelle ; la valvule du trou ovale, quoique ne fermant celui-ci qu'incomplètement, remplissait encore son usage ; les orifices des ventricules étaient rétrécis : le droit admettait l'extrémité de deux doigts ; le gauche n'en laissait pénétrer qu'un ; la valvule tricuspide était attachée à deux colonnes charnues, et la valvule mitrale à une seule, laquelle était aussi située dans le ventricule droit ; de sorte que les deux oreillettes s'ouvraient dans ce ventricule, qui était plus ample et plus épais que dans l'état naturel ; l'artère pulmonaire naissait de la partie supérieure et centrale de cette cavité par une ouverture étroite et d'un tissu dense ; ses valvules semi-lunaires étaient presque cachées par une excroissance verruqueuse qui avait pris naissance sur elles, et qui ne laissait qu'un étroit passage, capable de n'admettre qu'une petite sonde; le reste de l'artère pulmonaire avait son diamètre ordinaire; la cloison des ventricules manquait, et, au lieu du ventricule gauche, une poche, sans orifice vers l'oreillette, se continuait avec le ventricule droit, et présentait antérieurement l'embouchure libre de l'aorte : de celle-ci naissait l'artère vertébrale gauche entre les carotides et les sous-clavières.

Abdomen. La sérosité du péritoine était peu considérable; sa quantité n'excédait pas une once. Tous les viscères étaient d'une couleur rougeâtre-foncée; le foie était gorgé de sang et d'une forme gibbeuse; la rate avait deux fois sa grosseur naturelle; les divisions de ces viscères et des reins présentaient des teintes noires et variées, comme dans les cas où le passage du sang à travers le cœur a été empêché; les glandes mésentériques n'étaient point engorgées; leur structure paraissait naturelle; les membranes muqueuse et péritonéale de l'estomac étaient, en général, d'une couleur obscure : cet organe contenait quelques alimens non digérés (1).

(1) *Farre*, l. c. p. 37.

OBSERVATION TRENTE-SEPTIÈME (1).

Aorte recevant le sang des deux ventricules, surtout du droit : Artère pulmonaire étroite : Trou ovale non oblitéré.

Louis ***, âgé de six ans, naquit à Amsterdam de parens bien constitués. Il n'offrit, pendant les trois premières années de sa vie, aucun indice de la lésion grave qui se prononça dans la suite. La première dentition ne dérangea point sa santé : il éprouva quelques symptômes que l'on attribua à la présence des vers dans le canal intestinal, puisque les anthelminthiques furent mis en usage pour les combattre.

Cet enfant eut, à l'âge de trois ans, une main prise par une porte brusquement fermée ; l'un de ses doigts se trouva fortement contus ; il ressentit une douleur des plus vives ; son visage pâlit d'abord ; il eut des mouvemens spasmodiques et une violente attaque de convulsions ; il poussa des cris aigus ; une couleur livide se manifesta bientôt sur la face, et devint en un instant presque générale : l'enfant perdit con-

(1) Cette observation me fut communiquée, en 1814, par M. le docteur *Ribes*, qui depuis l'a consignée dans le Bulletin de la Faculté de Médecine de Paris, avec de légers changemens de rédaction. (Année 1815, n°. 8, tom. IV, p. 422.)

naissance ; il ne la recouvra qu'au bout d'un certain tems, et n'offrit ensuite rien de particulier dans son état. Quelque tems après, de nouvelles attaques, moins intenses, il est vrai, que la première, reparurent, et même se renouvelèrent tous les jours pendant plusieurs mois : souvent elles étaient occasionées par une simple contrariété. Ce fut alors que ce jeune malade, quoique avec un grand appétit et mangeant beaucoup, perdit peu à peu ses forces; ses jambes et ses cuisses successivement amaigries, puis atrophiées, ne purent plus le soutenir, et il lui fut impossible de marcher. Toutes ses fonctions s'exécutaient d'ailleurs assez bien; cependant il ressentait fréquemment dans l'abdomen, et surtout dans les régions hypogastrique et lombaire gauche, d'assez vives douleurs; elles s'exaspéraient au début des accès, et devenaient alors très violentes ; elles obligeaient le malade à porter ses mains, par une sorte d'instinct, sur les lieux douloureux, afin de diminuer sa souffrance. Il avait ordinairement soif; quelquefois elle devenait inextinguible, et c'était principalement à l'approche des accès ou pendant leur cours. Il buvait habituellement plusieurs pintes de liquide par jour. Sa peau était sèche.

Les symptômes énumérés s'aggravèrent et acquirent un très haut degré d'intensité; parvenus à ce point, ils restèrent pendant quelque tems stationnaires, et ils diminuèrent ensuite. Les crises ne revinrent plus alors qu'une ou deux fois par semaine; quelquefois il y avait entre elles quinze jours d'intervalle; mais la couleur violette des joues, des lèvres, des ongles et des dernières phalanges, devint permanente.

Plusieurs médecins d'Amsterdam furent, à diverses époques, consultés au sujet de cette maladie : aucun d'eux n'en reconnut la véritable cause, le caractère essentiel. Les uns la regardèrent comme tenant à l'épilepsie, et produite par l'irritation que la blessure du doigt avait déterminée dans le système nerveux; d'autres l'attribuèrent à la présence des vers dans les intestins; quelques praticiens la rapportèrent à une lésion du foie ou de la rate; plusieurs la prirent pour une affection scorbutique; un seul la fit dépendre d'un vice organique inconnu : chacun prescrivit des médicamens d'après l'idée qu'il s'en était faite. Les parens, inquiets sur l'état d'un enfant qui était toute leur espérance, résolurent de l'envoyer à Paris. Dans le voyage, le petit malade eut un accès des plus intenses : pendant plusieurs instans on le crut mort. Arrivé dans la capitale, il fut confié aux soins assidus de M. *Bonnet*, chirurgien à l'hôtel des Invalides. Dans les premiers tems, il était sombre, taciturne, chagrin; il restait constamment dans l'attitude qu'on lui donnait, et ne recherchait que la solitude. Observé pendant ses accès, voici les phénomènes qu'il présentait : soif intense; douleur de ventre très vive; besoin pressant d'expulser les urines et les matières fécales; quelquefois déjections involontaires; cris aigus; couleur violette de la face; teinte noirâtre et turgescence des lèvres et des gencives; nuance analogue des ongles et des extrémités des doigts; coloration rouge et gonflement de la langue; respiration difficile, stertoreuse; suffocation imminente; battemens de cœur fort étendus; palpitations très fortes; pouls accéléré, fort et intermittent.

Dans les premiers tems de son arrivée à Paris, on prescrivit à ce jeune malade des frictions d'abord sèches, puis avec un liniment opiacé et camphré sur la colonne vertébrale, les cuisses et les jambes; ensuite, l'usage des bains tièdes et des antiscorbutiques; un exercice modéré et un régime en grande partie végétal. Au moment des accès, on lui faisait prendre plusieurs cuillerées d'une potion calmante.

Ce ne fut qu'après plusieurs mois de séjour à Paris que cet enfant s'accoutuma à son nouveau genre de vie ; il reprit sa gaîté ; ses membres inférieurs acquirent plus d'énergie et regagnèrent leur embonpoint ; les forces générales se rétablirent peu à peu ; l'enfant put marcher avec facilité et prendre plaisir aux amusemens de son âge. Les accès revinrent plus rarement et furent moins inquiétans ; leur durée n'était plus que de douze à quinze minutes.

Son père le croyant à peu près guéri (1) voulut le ramener en Hollande ; mais la veille du départ, il mourut suffoqué dans le cours d'une crise des plus violentes.

L'ouverture du cadavre fut faite le lendemain par MM. *Ribès*, *Robillard*, *Bonnet* et *Durocher*.

La peau était d'un brun-cendré ; les lèvres, la langue ; les paupières et les ongles étaient bleuâtres ; ceux des orteils étaient un peu moins colorés que ceux des mains.

Après avoir enlevé le sternum, le thymus

---

(1) Cependant la respiration était manifestement gênée, le pouls tellement irrégulier, qu'il annonçait le plus grand trouble dans la circulation. En portant la main sur la région du cœur, au lieu de battemens, on sentait un véritable bouillonnement, ou un mouvement comme celui de l'eau qui sourdit d'une crevasse faite à un aqueduc. Voy. l'observation de M. *Ribès*, lieu cité.

s'offrit d'abord, ayant conservé une grosseur notable. Les poumons étaient denses, noirâtres, un peu moins volumineux que la grandeur du sujet ne semblait le comporter ; il n'y avait point de tubercules. Le poumon droit était adhérent à la pleure, dans presque toute son étendue; le gauche ne l'était qu'en arrière. Il n'y avait point d'eau dans les cavités de la poitrine.

Le péricarde était très mince et légèrement lubrifié à sa surface interne; mais il n'y avait point d'épanchement séreux.

Le cœur avait le volume ordinaire; cependant il paraissait un peu ramassé de la base à la pointe, ayant la forme d'un cône cylindroïde, légèrement aplati en devant; il était placé presque transversalement, la base étant tournée à droite et un peu en haut, la pointe à gauche et un peu en bas. Les artères et les veines cardiaques étaient pleines d'un sang noir. Cet organe avait deux ventricules et deux oreillettes : ces dernières étaient toutes les deux placées en arrière; la droite était très dilatée, et la cloison qui la sépare de la gauche présentait le trou de botal non oblitéré, et susceptible d'admettre l'extrémité d'une sonde de femme. L'oreillette gauche était fort petite.

Des deux ventricules, l'un était antérieur, l'autre postérieur. Le premier, qui paraissait être le ventricule droit, était très ample; ses parois étaient fort épaisses; les colonnes charnues volumineuses et très marquées. Ce ventricule était partagé en deux parties ou cavités par un double pilier de la valvule tricuspide, lequel se fixait, d'une part, en arrière et en bas, au milieu de la paroi postérieure du ventricule; de l'autre, en devant et en haut, au bord libre du repli indiqué et à la paroi antérieure de la cavité désignée : ce pilier, terminé à l'un de ses bords par des prolongemens tendineux écartés les uns des autres, laissait en haut et en bas des espaces libres par lesquels pouvaient communiquer les deux côtés de la cavité. Ce ventricule n'offrait rien de remarquable vers la pointe; mais à sa base on voyait en arrière et en haut l'ouverture auriculaire; en devant et à gauche, l'origine de l'aorte garnie de ses trois valvules sigmoïdes, et de plus on trouvait, vers la partie gauche de la cavité du ventricule, à dix lignes environ de la naissance de l'aorte, une petite ouverture de trois lignes au plus de diamètre, laquelle menait à un conduit long d'un pouce à peu près, qui, diminuant toujours de capacité, se terminait à l'artère pulmonaire. Cette artère avait un calibre quatre fois plus grand que le conduit qui semblait lui donner naissance : elle ne présentait à son origine que deux valvules sigmoïdes ; l'une d'elles, plus grande que l'autre, était située au dessus de l'ouverture qui vient d'être indiquée. Entre celle-ci et l'origine de l'aorte, on voyait une autre ouverture du diamètre d'environ huit lignes, et inégalement circulaire. Cette ouverture, qui était circonscrite par une sorte de zone tendineuse sur laquelle venaient se fixer les bords convexes des valvules sigmoïdes, communiquait dans le ventricule à la fois postérieur et gauche. Cette cavité avait fort peu d'étendue ; sa capacité égalait au plus le quart de celle du ventricule droit ; ses parois étaient fort minces ; mais les colonnes charnues, quoique petites, étaient très marquées et très nombreuses. Le sommet de ce ventricule n'avait rien de remarquable ; sa base s'ouvrait, en devant, dans le ventricule droit, par la perforation large déjà décrite ; en arrière et à gauche, dans l'oreillette du même côté, par une ouverture garnie de la zone tendineuse et de deux valvules mitrales, dont l'une était plus grande que l'autre (1).

(1) Une pièce pathologique modelée en cire par M. Cloquet

La cavité abdominale ayant été ouverte ; le foie et la rate parurent d'une couleur foncée ; le canal intestinal d'un gris-brunâtre ; et tous les vaisseaux de cette cavité injectés de sang noir. La cavité de l'estomac sembla un peu grande, relativement à l'âge du sujet ; les portions descendante et iliaque du colon avaient un calibre moindre que celui de l'intestin grèle ; la vessie, fortement contractée, occupait un très petit espace derrière les pubis ; et ne contenait point d'urine. Il n'y avait presque pas de sérosité dans l'abdomen.

OBSERVATION TRENTE-HUITIÈME.

Aorte communiquant avec les deux ventricules : Artère pulmonaire étroite : Trou ovale large.

M. C., âgée de quatre ans, avait, d'après le récit des parens, joui, jusqu'à six mois, d'une bonne santé. Alors une couleur bleue fut remarquée sur les tégumens, surtout après un effort quelconque, et fut accompagnée d'une difficulté habituelle dans la respiration. Dans cet état elle continua de croître et devint fort

---

jeune, et représentant, avec la plus grande exactitude, les altérations décrites, est déposée dans les cabinets de la Faculté de Médecine de Paris.

grande pour son âge. On observa, cependant, qu'elle allait chaque jour plus mal, c'est-à-dire que les paroxysmes d'une suffocation menaçante devenaient plus fréquens, et que, pendant leur durée, la lividité de la peau paraissait plus foncée. Un fort battement se faisait constamment sentir dans la région du cœur; des mouvemens convulsifs survenaient quelquefois; le système musculaire était débile. Cette petite malade était d'une humeur inquiète et chagrine; quand elle se fâchait, elle était exposée à des paroxysmes effrayans. Ceux-ci survenaient principalement dans la matinée, partie du jour où cette enfant était toujours plus malade. Alors le plus petit mouvement, un mot dit en colère, la déglutition d'une simple tasse de thé, occasionaient une attaque qui la mettait en danger. Cette exaspération diminuait depuis le matin jusqu'à cinq heures après midi. Le meilleur état avait lieu jusqu'au moment du coucher. La mort survint à neuf heures du matin.

Le corps, mesuré après le décès, avait trois pieds et quatre pouces; la chaleur se conserva pendant cinq heures.

Examen du cadavre. *Extérieur* : la couleur des tégumens n'avait nullement changé.

Thorax. Les poumons paraissaient sains,

quoique d'une couleur brune. Le cœur était plus volumineux qu'à l'ordinaire ; le trou ovale ouvert et assez large ; l'aorte naissait des deux ventricules, lesquels communiquaient ensemble. Cette artère était très dilatée : ses propres vaisseaux *(vasa vasorum)* étaient injectés de sang rouge. Du ventricule droit s'élevait l'artère pulmonaire très étroite, de la grosseur environ d'une petite plume d'oie, à parois faibles, munie de valvules sigmoïdes et divisée en deux branches. Il n'y avait aucun vestige de canal artériel, lequel semblait n'avoir jamais existé. Le passage du ventricule gauche dans l'aorte était plus direct que celui du côté droit. De toutes parts, les artères étaient pleines d'un sang noir et non coagulé.

Les viscères abdominaux étaient d'une couleur très foncée. La tête ne fut pas examinée (1).

OBSERVATION TRENTE-NEUVIÈME.

Cloison des ventricules presque nulle : Artère pulmonaire très étroite à son origine.

M. *Hein* vit à Konigsberg, vers la fin de jan-

(1) *Robert Knox,* D. M. Ed. On the relation subsisting between the time of the day, and various functions of the human body; and on the manner in which the pulsations of the heart and arteries are affected by muscular exertion. V. Edinburgh Medical and Surgical Journal. 1815. tom. II, pag. 57.

vier 1814, un malade atteint d'une cyanose très prononcée. Alexandre Leiewski était âgé de seize ans. Dès sa plus tendre enfance, d'après le récit de ses parens, sa peau avait présenté une teinte livide; il avait la poitrine étroite et la respiration courte et fréquente. Cette gêne exceptée, quoique faible et délicat depuis sa naissance, il ne parut point gravement affecté jusqu'au commencement de sa seizième année. Néanmoins, il était obligé de garder le repos pendant que ses camarades se livraient aux exercices de leur âge; ne pouvant les suivre, il s'asseyait souvent pour attendre leur retour. Cette dyspnée habituelle et cet état de faiblesse l'empêchèrent long-tems de prendre une profession. Contraint de s'y déterminer vers sa quinzième année, à cause de la pauvreté de ses parens, il ne put se livrer qu'à des travaux faciles. Il choisissait des feuilles de tabac ou préparait du papier pour les conserver.

Cette occupation légère le fatigua bientôt. Il survint, sans cause manifeste, une abondante évacuation de sang par la bouche. Cependant il reprit quelque tems après son travail; mais, de suite, un second crachement de sang eut lieu. Dès lors, la débilité, la toux, qu'augmentaient l'odeur et la poussière de tabac répandues dans l'air, l'ayant forcé de quitter ce genre d'occupation, il fut admis à l'hospice clinique, que dirigeait alors le docteur *Remer*. Voici l'état qu'il offrit :

Il ne marchait que d'un pas vacillant et tardif; il était obligé de se reposer souvent. Il ne pouvait seul se redresser sur son lit; il y était couché en supination, ayant la tête un peu élevée, et les yeux à demi fermés. Une lividité très distincte couvrait sa face; une couleur plombée fort intense était répandue sur le reste de son corps. On y remarquait, par intervalle, des taches ou stries d'une teinte plus foncée; les pieds et les mains offraient une couleur très sombre; les ongles étaient larges, épais et recourbés; l'ensemble du sujet présentait une structure délicate et faible. Les membres étaient œdématiés; les supérieurs avaient une longueur plus qu'ordinaire, relativement au reste du corps. La respiration était très laborieuse, haute, fréquente et courte; le mucus contenu dans la trachée, la rendait sifflante. La toux augmentait la lividité du visage, mais ne provoquait l'expectoration que de peu de mucosités. Il survenait souvent des soupirs, ainsi que des cris, qui étaient autant des indices de souffrance, que des moyens de favoriser la respiration. Le pouls donnait cent battemens par minute; il était un peu dur. Le cœur était agité de fortes palpitations que l'on pouvait voir et même entendre. Le malade ne répondait à aucune des interrogations qu'on lui adressait. La digestion ne paraissait point altérée.

On administra des boissons acides : le malade prit du lait avec plaisir. Le 1er février, cet individu fut inquiet pendant la nuit, s'agitait, criait, soupirait. On le trouva dans la même position que la veille, encore couché en supination, respirant difficilement, toussant souvent, et expectorant beaucoup de mucosité. Le pouls était comme le jour précédent; l'appétit assez bon; les forces n'étaient pas améliorées. Le malade ne répondait à aucune question : il fatiguait par son humeur chagrine les personnes qui le servaient; il avait épuisé déjà la patience de ses parens. Le soir, il fut dans le même état; il ne dormit pas de la nuit.

Le 2 février, il ne parut pas aussi fatigué. Sa langue et sa bouche semblaient enduites d'un mucus desséché; il désirait les boissons acidules. Il se trouva, le soir et la nuit, mieux qu'il n'avait été depuis long-tems.

Le 3 février, il prit avec appétit les alimens qu'on lui donna, nettoya sa bouche et ses lèvres, et s'étendit. Une amélioration assez prononcée fut observée, mais bientôt elle se dissipa. Vers midi, la respiration devint très gênée, sifflante, et persista dans cet état pendant toute la nuit.

Le 4 février, l'état du sujet était devenu plus alarmant; la respiration était toujours sifflante, laborieuse, quoique moins accélérée; les mucosités n'étaient point rendues par la toux, mais remplissaient d'écume les narines et la bouche. Ayant les yeux fermés, étant plongé dans la prostration la plus profonde, ce malade ne pouvait boire. Le pouls était plus fréquent et plus faible qu'il n'avait été; les mouvemens rapides du cœur pouvaient être distingués dans toute l'étendue du thorax : cet état persista tout le jour. Le soir, la respiration devint plus rare et plus laborieuse; le pouls s'affaiblit, et la mort survint dans la nuit. Pendant les cinq jours précédens, la couleur ne changea presque point, si ce n'est qu'elle devint plus foncée et plus égale, ayant auparavant présenté des taches sur les bras, la poitrine, etc.

Examen du cadavre. Le sujet était petit pour son âge; sa structure était délicate; ses os offraient peu de volume; il était amaigri, et son corps paraissait être celui d'un enfant plutôt que d'un adolescent.

Le système pileux n'était développé, ni aux

aisselles, ni sur la région pubienne. La couleur livide de la peau avait un peu diminué, spécialement sur les joues, la poitrine et l'abdomen; les taches que l'on avait remarquées sur les membres étaient devenues plus apparentes. La tête était volumineuse; la face bouffie; les bras avaient assez de longueur. La difformité des dernières phalanges dépendait plus du tissu cellulaire que des os. . . . .

En ouvrant les parois très minces du thorax, tous les vaisseaux veineux parurent remplis d'un sang noir et légèrement coagulé.

Les poumons avaient une couleur livide, noirâtre, n'étaient nullement adhérens, avaient de la flaccidité et paraissaient d'un très petit volume, surtout à côté du cœur, qui les comprimait en haut et en arrière, et qui semblait appartenir à un adulte. Il n'y avait dans les pleures, ainsi que dans le péricarde, qui était assez fort, que peu de sérosité: Le tissu pulmonaire parut d'abord sain, mais on trouva dans le poumon gauche une vomique enveloppée d'une substance dure, comme calcaire, qui adhérait aux rameaux de la trachée; les glandes bronchiques étaient volumineuses et dures.

Le cœur, plus grand qu'il ne l'est ordinairement, était entouré de graisse; le ventricule gauche divisé se montra très ample et rempli de sang noir.

En ouvrant le cœur à droite, et introduisant le doigt, on s'aperçut que le septum des ventricules n'existait pas, et qu'il n'y avait qu'une seule cavité. Au lieu de cloison, on ne voyait qu'un repli valvulaire; formé, vers le sommet du cœur et la paroi postérieure, par la réunion des membranes internes des cavités droites et gauches. Cette sorte de valvule partageait, comme en deux loges, l'espace résultant de cette réunion des ventricules. L'épaisseur des parois était la même de l'un et de l'autre côté du cœur.

Dans cette cavité du cœur s'ouvraient deux vaisseaux : l'aorte large et munie de ses valvules sémi-lunaires, et l'artère pulmonaire plus étroite qu'à l'ordinaire ; ses valvules réunies en une seule formaient un anneau qui proéminait d'environ trois lignes dans le tube artériel ; le canal pulmo-aortique était oblitéré.

Des deux autres orifices de cette cavité ventriculaire, l'un plus étroit conduisait dans l'oreillette gauche, l'autre très large s'ouvrait dans l'oreillette droite.

Celle-ci, fort spacieuse, communiquait avec la précédente, très rétrécie, par trois trous dont était percée la valvule de la fosse ovale.

On n'ouvrit ni la tête ni l'abdomen (1).

OBSERVATION QUARANTIÈME.

Trou de botal fort large : Parois du ventricule droit épaisses.

J. R. était âgée de quarante-six ans. D'après son récit, elle avait joui d'une bonne santé jusqu'au printems de l'année 1815. Elle remarqua que sa bouche et ses lèvres prenaient alors une teinte noirâtre ; ses fonctions n'étaient pas d'ailleurs sensiblement altérées. Elle demeura dans cet état jusqu'au mois d'octobre ; alors elle commença à se plaindre de sa respiration. Une couleur bleue se répandit de plus en plus sur son corps ; mais elle ne fut obligée de garder le lit que pendant les trois dernières semaines. Lorsque le docteur Thompson la vit, c'est-à-dire trois jours avant sa mort, elle offrit tous les symptômes de l'hydrothorax. Le pouls n'était pas très altéré, il était plutôt faible ; la malade ne pouvait se tenir que dans une position redressée ; sa respiration était très difficile. Elle fut saignée ; on tira près de huit onces de sang : elle n'éprouva

---

(1) *Joan. Carol. Hein*, de istis cordis deformationibus quæ sanguinem venosum cum arterioso misceri permittunt. Gotting. 1816. p. 37.

aucun soulagement, et mourut seize heures après.

Dissection. L'émaciation n'était pas considérable; la coloration bleue était moins intense que pendant la vie; la poitrine résonnait mal à la percussion, surtout du côté gauche : elle présentait cette forme particulière que l'on trouve souvent dans les cas de maladie du cœur.

Thorax. Le péricarde contenait six onces d'un fluide limpide; les cavités droites du cœur étaient excessivement distendues par du sang noir; l'oreillette droite était épaissie, mais n'était que peu amplifiée; à la place du trou ovale se trouvait une ouverture circulaire capable d'admettre les extrémités des quatre doigts; les piliers de ce trou n'étaient pas distincts : il n'était spécialement dirigé ni d'un côté ni de l'autre. Le ventricule droit était très large et fort épais; l'oreillette gauche étroite; le ventricule gauche dans l'état naturel, mais, comme à l'ordinaire, contracté. Il y avait une grande quantité de sang au commencement de l'aorte; le conduit artériel était oblitéré; les poumons, adhérens en plusieurs endroits, étaient d'une couleur foncée, et pleins d'air et de sang; le gauche, à sa partie inférieure, contenait du sang extravasé; les veines, celles surtout du foie, étaient très injectées; la trachée était rouge à sa bifurcation; la surface interne de l'estomac offrait des taches rougeâtres; la membrane muqueuse des intestins présentait, dans toute son étendue, une couleur brune très foncée (1).

OBSERVATION QUARANTE-UNIÈME.

Aorte naissant des deux ventricules : Trou de botal et canal artériel conservés.

Mme A. accoucha d'une fille en juin 1812. On observa bientôt que la couleur de cette enfant était sombre. De noirâtre qu'elle était, sa peau devint pourpre, puis passa au bleuâtre-foncé. L'action des membres, qui avait été vigoureuse au moment de la naissance, devint, peu de tems après, languissante. La respiration était difficile et gênée, et cette oppression augmentait pendant que la couleur de la peau changeait; la chaleur du corps présentait des variations analogues. Dans l'espace de douze heures, la surface du corps prit la teinte la plus noire possible, devint froide; la poitrine exerçait à peine quelques légers mouvemens, et bientôt après l'enfant expira.

(1) Case of singular malformation of the heart, etc. by *James Thompson*, M. D. Edinburgh Medical and Surgical Journal, tom. XII, p. 3. 1816, january.

En ouvrant le thorax, on trouva le cœur plein de sang noir. Une sonde introduite dans le ventricule droit passa dans l'artère pulmonaire, et tout aussi librement dans l'aorte. Du ventricule gauche, la sonde s'introduisit dans l'aorte. Après que les vaisseaux furent soigneusement disséqués, on vit que l'artère pulmonaire se prolongeait jusqu'à la courbure de l'aorte, en conservant son diamètre. Les branches qui constituaient les artères pulmonaires droite et gauche, partaient de la partie postérieure de ce tronc volumineux. En comparant la capacité respective de ces vaisseaux, on s'apercevait que les poumons recevaient à peine la huitième partie du sang lancé dans le tronc de l'artère pulmonaire. L'épaisseur des parois du cœur était la même des deux côtés. Le trou ovale était ouvert (1).

OBSERVATION QUARANTE-DEUXIÈME.

Aorte communiquant avec les deux ventricules.

En 1803, M. Howship examina un jeune homme de seize ans, qui mourut à Kensington. Le médecin qui l'avait soigné, avait, dès le com-

(1) *Howship*, Practical observations in surgery and morbid anatomy, illustrated by cases. London, 1816. p. 192.

mencement, jugé qu'il existait quelque altération dans le cœur. Les principales particularités offertes par ce malade sont les suivantes : Dès sa première enfance, la peau avait été sujette à changer de couleur, et prenait, à chaque effort musculaire, une teinte très foncée : son accroissement n'avait point été interrompu, et sa complexion était délicate : il avait eu la petite vérole et la rougeole ; ces maladies avaient peu dérangé son état habituel : sa santé était en général assez bonne pour rendre sa situation supportable, pourvu qu'il mesurât le degré d'exercice qu'il prenait au sentiment de ses forces. Il était entièrement impropre à toute espèce de travail ; la promenade même exigeait des précautions. Quand il marchait vite pendant dix minutes, le tissu vasculaire de sa peau prenait une teinte bleue-foncée, et même une couleur noirâtre ; et s'il prolongeait sa marche d'un quart d'heure, il tombait : son pied lui manquait, comme si le sol se fût entr'ouvert sous ses pas. Dans cette chute, il perdait connaissance pendant quelques minutes ; ses facultés néanmoins, dans ces circonstances, se rétablissaient bientôt : par le repos, il reprenait sa couleur ordinaire et une nouvelle aptitude au mouvement. Quelque tems avant son décès, sa constitution offrait un dépérissement marqué, sans toutefois qu'il y eût indice particulier de maladie. Sa constitution semblait dépourvue du degré d'énergie nécessaire pour le faire se bien porter.

Examen cadavérique. En ouvrant la poitrine, le cœur parut rempli d'un sang noir et grumelé ; les vaisseaux coronaires étaient fortement injectés. En ouvrant les cavités du cœur, on vit que l'aorte s'insérait dans les deux ventricules, et communiquait avec le droit aussi bien qu'avec le gauche. Une partie du septum des ventricules manquait, et offrait, à l'insertion de l'aorte, un bord semi-circulaire : la largeur de cet espace était égal au diamètre de l'artère : ce rebord de la cloison avait une consistance ligamenteuse. Le cœur n'offrait du reste aucune altération.

Les viscères abdominaux étaient sains, mais offraient une couleur bleuâtre-foncée (1).

OBSERVATION QUARANTE-TROISIÈME.

Trou ovale ouvert.

« J'ai rencontré, dit M. *Alibert* (2), dans la salle des nourrices de l'hôpital Saint-Louis, deux enfans atteints de la cyanopathie ; ils avaient une

(1) *Howship*, l. c. p. 195.

(2) Nosologie naturelle. 1817. tom. 1, p. 344.

toux vive et une oppression extrême; leur visage se colorait vivement en bleu; leurs lèvres étaient d'un rouge-livide : ces dispositions se manifestaient surtout lorsqu'ils prenaient la mamelle; mais lorsqu'on les tenait dans un repos parfait, on n'apercevait dans leurs traits aucune altération. Il est utile de décrire le tempérament particulier de ces sortes d'enfans. Leurs membres étaient grèles; leur peau fine et d'une texture très délicate; leur petite chevelure d'un blanc très prononcé; leurs yeux d'un bleu-azuré; leur thorax étroit à sa partie supérieure, très évasé à sa base; leurs pieds bleuâtres étaient glacés de froid; la moindre secousse les réduisait à un état de suffocation : ils ne prenaient que fort peu de nourriture; ils digéraient si mal, que leurs selles en étaient verdâtres; ils maigrissaient et succombaient. Le cadavre de l'un d'eux fut soumis à un examen exact. Nous trouvâmes la peau toute couverte de maculatures rougeâtres; les oreillettes, le cœur et l'aorte étaient très dilatés, le péricarde très distendu; le trou de botal faisait communiquer directement l'oreillette droite avec la gauche; le poumon était flétri et dégénéré, le foie très volumineux. »

OBSERVATION QUARANTE-QUATRIÈME.

Trou ovale ouvert : Orifice auriculo-ventriculaire droit rétréci.

« Astruc, né de parens sains, parvint jusqu'à l'âge de huit ans sans éprouver la plus légère indisposition. Bien constitué, bien proportionné dans ses formes, il était remarquable par sa gaîté et sa pétulance. Sa sœur, âgée de cinq ans, avec laquelle il avait une parfaite ressemblance, était pleine de santé et de fraîcheur. A huit ans, il rendit une grande quantité de sang par la bouche : ce sang noirâtre et grumeleux contenait des caillots très denses et d'une grosseur considérable : son excrétion ne fut ni précédée ni suivie de toux ou d'autres symptômes du côté de la poitrine.

Après avoir été retenu au lit pendant un mois, il entra en convalescence, et eut bientôt recouvré son état habituel de santé. Son visage était coloré naturellement ; ses lèvres étaient vermeilles, et sa peau d'une finesse et d'une blancheur agréables. Son caractère était vif, mobile ; son humeur gaie et un peu capricieuse : toujours mêlé aux jeux des enfans de son âge, il courait et montait rapidement l'escalier, sans éprouver de gêne sensible dans la respiration.

La journée entière se passait en exercices qu'il recherchait, et dans lesquels il ne trouvait point de fatigue : son appétit était en rapport avec son activité; en un mot, rien n'annonçait chez lui un vice d'organisation.

Vers le milieu du mois d'août 1815, Astruc, âgé de treize ans et demi, passa plusieurs jours de suite dans une église pour se préparer à la confirmation. Dans les intervalles des instructions, il sortait pour courir et jouer avec ses camarades; puis il rentrait en sueur pour écouter l'instruction. Il contracta, par ce passage brusque du chaud au froid, un rhume assez intense qui le contraignit de s'aliter : une douleur vive se manifesta au côté gauche de la poitrine; elle diminua par des applications réitérées de sangsues. Il éprouvait une gêne extrême de la respiration : une toux fréquente, qui ne s'accomplissait qu'avec les plus grands efforts, était suivie de crachats sanguinolens et écumeux rendus en abondance. Au bout de quinze jours ces symptômes perdirent de leur violence; mais il conserva de l'oppression, une faiblesse générale et de la difficulté à monter les escaliers. Dès lors on remarqua que la face, devenue pâle, avait pris une teinte violacée, principalement aux lèvres. Cependant le crachement de sang se renouvelait tous les quinze jours environ, quelquefois toutes les six semaines seulement. Une diarrhée d'abord peu considérable, et qui bientôt ne cessa que momentanément, le jeta dans une débilité et un amaigrissement progressif.

Astruc, devenu silencieux et sombre, était en proie aux caprices les plus bizarres : rien ne pouvait le satisfaire ; il regardait avec indifférence et dégoût ce qu'il avait le plus ardemment désiré : son aversion pour le mouvement était en raison de l'oppression et de la toux que celui-ci déterminait. La progression était pénible, difficile ; l'ascension d'un escalier, tout-à-fait impossible : sa mère était obligée de le porter dans ses bras. Les extrémités des doigts et des orteils partageaient sensiblement la couleur violacée du visage, qui se prononçait de plus en plus.

Dans les premiers jours du mois de septembre 1816, Astruc se plaignit d'une vive douleur dans le côté droit de la poitrine, accompagnée de toux et de crachats sanguinolens. Des sangsues posées sur le lieu douloureux, des boissons pectorales, adoucissantes, le soulagèrent peu ; mais cette douleur diminua par la formation d'un abcès à la partie interne et supérieure de la cuisse, qui s'ouvrit spontanément sans l'application des cataplasmes émolliens, et rendit un pus abondant, très fétide, jusqu'au commencement du mois de novembre de la même année. A cette époque la cicatrisation ferma complètement l'ouverture de cet abcès qu'aucune douleur dorsale n'avait précédé. La diarrhée, qui avait paru diminuer pendant la suppuration, reprit sa première intensité ; le ventre se tuméfia, sans être douloureux.

La couleur bleue des lèvres, des joues, des extrémités des doigts et des orteils, devenait plus foncée ; l'amaigrissement était déguisé par la bouffissure du visage et par l'empâtement des extrémités inférieures très apparent dès que le malade était assis.

Dans le mois de janvier 1817, les hémoptysies se répétèrent plus fréquemment. La gêne de la respiration, l'accélération et la force des battemens de cœur augmentèrent ; la diarrhée était plus opiniâtre. Au milieu de ces graves symptômes, Astruc avait conservé une grande appétence des alimens. Son état devenant chaque jour plus inquiétant, il entra à l'Hôtel-Dieu le 11 février 1817, et fut placé dans le lit n°. 30 de la salle Sainte-Monique, dont M. *Husson* est médecin. Voici ce qu'il offrit : Il se tenait indifféremment couché sur le côté droit ou sur le côté gauche, et restait immobile dans la position qu'il avait prise : replié sur lui-même par la sensation du froid que diminuaient plusieurs couvertures de laine, il témoignait de la répugnance à parler; sa face était bouffie, bleuâtre, violacée, surtout aux joues, et encore plus aux lèvres; les yeux remplis de larmes; la langue, d'un bleu-violet, était humectée naturellement; les doigts et les orteils étaient violacés; les membres thoraciques avaient une couleur qui, sans être précisément violette, n'était pas celle de l'état sain; le tissu cellulaire sous-cutané était renitent dans plusieurs points; les membres abdominaux étaient un peu œdémateux; les battemens du pouls, isochrones à ceux du cœur, étaient réguliers, fréquens, petits et mous. Lorsqu'on appliquait la main sur la région du cœur, on croyait sentir battre cet organe à travers un liquide, comme dans l'hydropéricarde : il toussait assez souvent sans expectorer; les respirations étaient incomplètes, courtes et fréquentes; l'abdomen, insensible à une pression modérée, était distendu par un fluide épanché, dont on apercevait aisément la fluctuation. Les selles étaient liquides, et au nombre de deux ou trois, quelquefois quatre, dans les vingt-quatre heures : il dormait peu, et d'un sommeil léger : la tendance à l'assoupissement était continuelle ; il ne se plaignait que d'oppression et d'un malaise général. Les alimens lui devenaient indifférens.

Tels furent les symptômes qu'Astruc présenta jusqu'au 13 février, et qui décélèrent à M. *Husson* l'existence d'une maladie bleue. Alors la respiration devint plus difficile et la suffocation imminente : quelques crachats sanguinolens furent excrétés à plusieurs reprises à la suite de quintes de toux. Le pouls, plus fréquent et toujours régulier, était très petit et moins aisément perceptible. Le 14 février, le malade n'éprouvait aucune amélioration. Enfin, la respiration fut stertoreuse, et le 15 février, à six heures du matin, il succomba à sa maladie, étant âgé de quinze ans, et après dix-huit mois de souffrances.

Autopsie cadavérique. Habitude du corps : maigreur, commencement de marasme, œdème des extrémités inférieures ; les lèvres sont encore violettes ; les doigts et les orteils sont revenus à une couleur à peu près naturelle.

Tête. Le cerveau est compacte ; les artères vertébrales, la basilaire, les carotides internes sont injectées d'un sang violet qui tient leurs parois distendues, comme sur un sujet préparé pour une leçon d'angeiologie ; l'arachnoïde est d'une couleur rosée; les vaisseaux qui rampent à sa surface sont très apparens. En coupant le cerveau par tranches, on voit la substance blanche semée de points rouges très rapprochés, très nombreux : la substance grise offre une couleur roussâtre, qui se rapproche de celle de l'acajou clair.

Poitrine. Les plèvres sont uniformément roses; la cavité du côté droit contient un peu de sérosité; celle du côté gauche renferme quatre livres environ d'un liquide jaune-orangé et séreux; des lambeaux de fausses membranes, récemment formées, tapissent les plèvres costale et pulmonaire à leur partie inférieure : on voit encore des traces de la pleurésie dont elles sont le produit : les poumons sont d'un rouge foncé : le poumon gauche, comprimé par l'hydrothorax et par l'hydropéricarde, dont nous allons parler, est réduit au tiers de son volume, et refoulé vers la partie supérieure de la poitrine. En incisant les poumons, on les voit se dégorger du sang qui les remplit, et que l'on exprime facilement. Ils n'offrent aucune trace d'hépatisation. La membrane muqueuse de la trachée-artère et des bronches est injectée uniformément, et présente une belle couleur rouge foncée.

Le péricarde contient huit onces environ de sérosité jaune-orangé; sa membrane séreuse est rose; le cœur, très volumineux, conserve sa couleur ordinaire; l'oreillette droite est considérablement dilatée; le sang qu'elle recevait de la veine cave passait en grande partie dans l'oreillette gauche par le trou botal, lequel présente une ouverture de quatre ou cinq lignes de diamètre, que traverse avec facilité le manche du scalpel : la membrane destinée à oblitérer cette ouverture ne paraît pas déchirée; elle a précisément l'aspect qu'on lui remarque chez le fœtus où elle n'est pas assez développée pour intercepter le passage du sang. L'ouverture auriculo-ventriculaire droite est tellement rétrécie, qu'elle admet à peine l'extrémité du petit doigt: une végétation tout-à-fait analogue aux choux-fleurs vénériens, implantée sur le bord de cette ouverture, l'obstrue d'ailleurs en partie, et devait rendre le passage du sang plus difficile. L'intérieur du ventricule droit est très rétréci; ses parois sont denses, et ont huit à neuf lignes d'épaisseur. Le côté gauche du cœur n'a rien de remarquable. Le calibre de l'artère pulmonaire n'a pas diminué; mais les valvules sigmoïdes ou semi-lunaires sont adhérentes entre elles par leur bord ordinairement libre et flottant, et forment, par cette disposition singulière, une cloison membraneuse qui aurait entièrement intercepté le cours du sang, sans un pertuis de forme circulaire et d'une ligne de diamètre qu'on remarque dans le centre. Le canal artériel est entièrement oblitéré ; les veines pulmonaires sont amoindries.

Abdomen. Le péritoine est d'une belle couleur rose répandue sur toute sa surface; il contient un liquide absolument semblable à celui que l'on a remarqué dans la cavité gauche de la poitrine. Le foie est d'un volume considérable. On exprime aisément le sang dont il est gorgé, et qui lui donne une couleur lie de vin : son parenchyme n'est point altéré. Le pancréas, la rate, sont plus rouges que dans l'état sain; les reins partagent cette rougeur dans leurs parties mamelonnée et tubuleuse : la portion corticale est peu colorée.

La membrane muqueuse qui tapisse l'œsophage, l'estomac et les intestins, est injectée uniformément en rouge foncé ; son aspect est assez celui qu'elle présente pendant une violente inflammation dont elle est le siége : les ganglions du mésentère ne sont nullement engorgés et peu ou point apparens : la membrane muqueuse de la vessie, seule partie restée dans l'état physiologique, est pâle, et n'offre rien de remarquable » (1).

OBSERVATION QUARANTE-CINQUIÈME (2).

Aorte communiquant avec les deux ventricules : Artère pulmonaire étroite : Trou ovale conservé.

Jean Bertaut naquit à Bordeaux de parens bien conformés ; il n'offrit dans sa première enfance aucun dérangement notable : la dentition se fit avec calme et régularité; les mouvemens musculaires étaient libres, l'esprit vif et le caractère gai.

A l'âge de quatre ans il fut atteint de convulsions ; aussitôt il devint noir sur tout le corps, et principalement au visage ; il éprouva des défaillances, une sorte de demi-asphyxie, des évacuations involontaires, des sueurs froides, etc. A peine revenu de cette violente attaque, un accès de fièvre très fort se manifesta; le délire survint, et des douleurs vagues dans la poitrine, vers la gorge et dans l'abdomen, se firent sentir;

(1) Histoire d'une cyanopathie accidentelle, avec rétablissement du trou de botal, etc. par M. *Polinière*, D. M. Voy. Bibliothèque médicale, tom. LVII, cahier d'août 1817.

(2) Je recueillis cette observation à Bordeaux en 1815; elle fut insérée dans la Bibliothèque médicale, tom. 58, p. 220, cahier de novembre 1817.

néanmoins cet état s'améliora, et au bout de quelques jours il ne resta plus que les symptômes suivans :

Coloration bleue des pommettes, des lèvres, des doigts, augmentant par la marche, et surtout par l'exposition aux rayons du soleil; lenteur des mouvemens, faiblesse musculaire, spécialement dans les membres inférieurs; respiration très gênée ; gêne et faiblesse qui devenaient plus marquées lorsque le malade montait un escalier ; impossibilité du décubitus sur le côté gauche; palpitations fortes, du moins de tems en tems; froid constant, même au milieu des températures les plus élevées.

Cet état devint habituel, et, sans retenir au lit ce jeune malade, il le rendit infirme, valétudinaire; il le fit remarquer parmi ses condisciples, et lui valut l'épithète d'*enfant bleu*.

Vers l'époque de la deuxième dentition, il fut atteint de fièvres d'abord continues avec exacerbations, puis intermittentes : on observa que le froid était toujours le stade le plus long de l'accès fébrile, tandis que la chaleur s'élevait peu, et que la sueur était presque nulle. Ces fièvres se prolongèrent pendant trois années.

A l'âge de quinze ou seize ans, un état cachectique se prononça; les jambes enflèrent;

des taches rouges dans le principe, et ensuite livides, se manifestèrent sur plusieurs parties; les membres, et principalement les inférieurs, contractèrent une roideur considérable. Tels sont les renseignemens qu'on put me fournir sur cette affection qui, du reste, paraît n'avoir été qu'épisodique.

En 1813, parvenu à sa dix-neuvième année, la conscription maritime atteignit ce jeune homme; et, malgré ses infirmités évidentes, on l'obligea de partir pour Toulon.

Voyageant à pied, fatiguant beaucoup à cause de sa faiblesse musculaire et de la gêne de sa respiration, exposé d'ailleurs à des changemens subits de température, il tomba malade en route, et fut obligé de s'arrêter à l'hôpital de Toulouse. Il paraît que ce fut une légère pleurésie qui l'y retint. Le régime antiphlogistique, les délayans, etc. le mirent en état de reprendre son voyage quelques jours après.

Arrivé à Toulon, il resta pendant quatre jours au camp, puis alla à Gênes, travailla à bord d'un bâtiment, se fortifia un peu, et n'en resta pas moins bleu : il contracta la gale et eut la fièvre. On l'envoya à l'hôpital. Se trouvant mieux, mais non guéri, il fut contraint d'en sortir au bout de huit jours.

Il revint à Toulon ; mais, se sentant très malade, il entra de suite à l'hôpital. Le soir même de son admission, il eut, par le nez et par la bouche, une hémorrhagie si abondante, qu'il perdit complètement connaissance, et qu'il resta dans un état de défaillance pendant environ six jours, pouvant à peine avaler les bouillons qu'on lui introduisait dans la bouche. Ce ne fut que quinze jours après qu'il reprit entièrement sa connaissance, et ce fut également à cette époque qu'il offrit un phénomène des plus remarquables. Dès ce moment, en effet, il cessa d'être bleu, ou du moins cette coloration morbide ne reparut-elle ensuite que d'une manière passagère, comme je l'indiquerai. Plusieurs mois s'écoulèrent en une convalescence souvent troublée par des sorties précipitées de l'hôpital, lesquelles occasionaient la fièvre, une augmentation de faiblesse, la diarrhée, des dyspnées plus ou moins fortes, etc.

Dans le mois de juillet 1814, il obtint son congé, et partit pour Bordeaux. Quoiqu'il ne fît à pied que le moins de chemin possible, il tomba gravement malade, et arriva dans cette ville avec une dysenterie très intense. Cette affection se dissipa néanmoins, et la santé s'étant assez bien rétablie chez cet individu, il prit le métier de tailleur.

Vers la fin de l'automne de la même année, je le vis pour la première fois. Il me consulta relativement à divers symptômes que l'on attribuait à l'existence d'un tænia, mais que des antispasmodiques combattirent avec succès.

En 1815, dans les premiers jours de janvier, je fus appelé pour ce jeune homme que je trouvai expectorant avec abondance un sang vermeil, écumeux, et mêlé d'un peu de mucosité. Ce fut alors que, parcourant des yeux l'habitude du corps, et cherchant à discerner l'état des diverses fonctions, mes regards s'arrêtèrent sur les extrémités des doigts, élargies, arrondies et violacées. Cette structure particulière me donna de suite l'idée de la maladie bleue, dont ce seul symptôme s'était conservé; et par les questions que cette idée me suggéra, j'appris les diverses circonstances qui ont été précédemment exposées.

Cette découverte me parut importante; elle m'engagea de plus à suivre ce malade avec attention, prévoyant bien que sa carrière ne pourrait être longue.

L'hémoptysie fut modérée par les délayans, les légers astringens, et par les dérivatifs, dont l'emploi, dans cette occurrence, eut tout le succès qu'on pouvait en attendre; mais quelques jours après une fièvre intense s'alluma, les palpitations de cœur augmentèrent, la dyspnée s'accrut, la toux survint, les urines diminuèrent, une chaleur forte se répandit sur tout le corps, etc. Les mucilagineux, les délayans furent employés, et parurent apaiser l'irritation générale. Néanmoins les palpitations de cœur et la dyspnée persistant, ainsi que la diminution de quantité de l'urine, j'essayai la teinture éthérée de feuilles de digitale pourprée : son emploi produisit des effets opposés à ceux auxquels on eût dû s'attendre; l'estomac supporta seul l'effet stimulant de cette substance, qui ne se montra ni sédative de l'action du cœur, ni excitante de la sécrétion urinaire. Je revins aux délayans, aux mucilagineux; je leur associai quelques toniques et l'usage du lait.

Nonobstant l'administration de ces divers moyens, la phthisie pulmonaire déploya tout l'appareil de ses symptômes. Cette maladie marcha rapidement. Il survint souvent de fortes attaques de dyspnée, pendant lesquelles la coloration bleue du visage se manifestait.

Après avoir langui pendant plusieurs mois, et passé par tous les degrés de la consomption, ce malade mourut le 22 août 1815, âgé de vingt-un ans.

L'examen anatomique du corps présenta les particularités suivantes :

Le marasme paraissait avoir été porté jusqu'au dernier degré. Des ecchymoses fort larges se faisaient remarquer vers les régions postérieures du tronc et des membres.

L'ouverture de la tête ne fut pas faite.

En commençant celle du thorax, on vit le sternum raccourci et sensiblement gibbeux vers l'insertion du cartilage de la quatrième côte. Les poumons étaient altérés ; le droit offrait dans son lobe supérieur un grand nombre de tubercules plus ou moins volumineux ; le lobe moyen, presque entièrement compacte et rougeâtre, en contenait une multitude ; l'inférieur, d'une couleur moins foncée, n'en renfermait que quelques-uns simplement miliaires.

Le poumon gauche, complètement adhérent à la paroi correspondante, semblait enfoncé dans la partie postérieure du thorax ; il était entièrement tuberculeux ; les tubercules étaient la plupart en suppuration ; plusieurs, plus volumineux que les autres, présentaient des kystes épais, consistans, et même cartilagineux.

Le péricarde, occupant la partie moyenne et tout le côté gauche de la cavité thoracique, était d'une couleur blanche intérieurement, et contenait quatre à cinq onces d'une sérosité citrine.

Le cœur était très volumineux et presque transversalement dirigé ; ses parois étaient très épaisses, ses vaisseaux propres injectés, et ses cavités remplies par une quantité considérable de sang noir et coagulé.

L'oreillette droite, assez ample, présentait le trou de botal ou interoriculaire conservé, ayant environ cinq lignes dans son diamètre vertical, moins large transversalement, et obliquement dirigé de droite à gauche, et de derrière en devant.

L'ouverture auriculo-ventriculaire n'avait rien de particulier.

Le ventricule droit, moins large qu'il ne semblait devoir l'être, rétréci surtout vers sa partie inférieure, était parsemé d'une multitude de colonnes charnues diversement dirigées. La base de cette cavité présentait, outre l'ouverture auriculaire, deux autres orifices : l'un était antérieur, gauche et moins évasé; il conduisait dans l'artère pulmonaire, laquelle était peu considérable, à parois très minces et garnies, près son origine, non de trois valvules sigmoïdes distinctes, mais seulement d'une membrane valvulaire, transversale, et divisée en deux portions principales, la droite offrant une certaine épaisseur et quelque consistance. L'autre orifice de ce ventricule était également artériel : situé à droite et un peu en arrière du précédent, plus large que lui, et n'en étant séparé que par un rebord charnu, épais et saillant, il se dirigeait en haut, en dedans et à gauche, vers l'aorte avec laquelle il faisait communiquer, par une ouverture fort ample, la cavité ventriculaire.

L'oreillette gauche, moins spacieuse que la droite, présentait peu de colonnes charnues.

Le ventricule gauche, très large et parsemé de faisceaux musculaires, en offrait deux très remarquables par leur volume et la direction de leurs filets tendineux, spécialement destinés pour la valvule bicuspide ou mitrale, laquelle était fort bien conformée.

L'aorte tirait son origine des deux ventricules; l'ouverture droite était moins évasée que la gauche : toutes les deux se réunissaient presque immédiatement pour ne former qu'un seul canal; celui-ci présentait à sa naissance trois valvules très développées, conformées comme elles le sont ordinairement, et portant, chacune sur son bord libre, un globule d'*Aranzi* plus volumineux qu'on ne le voit communément.

L'aorte elle-même, fort large et à parois très

épaisses, contrastait avec l'artère pulmonaire, dont les dimensions étaient beaucoup moindres.

Les divisions principales de ces vaisseaux n'avaient rien d'extraordinaire.

Dans l'abdomen, je trouvai le foie volumineux, injecté de sang; la vésicule biliaire pleine d'un fluide épais et verdâtre; la rate très gorgée; l'estomac ample et fort injecté; les intestins comme phlogosés dans toute leur étendue, et ne contenant point de vers, si ce n'est des tricocéphales, tels qu'on en trouve dans le cœcum de presque tous les cadavres.

Dans l'aine gauche, on voyait une petite tumeur; elle était formée par le testicule comme atrophié, qui était en partie engagé dans l'anneau inguinal, et qui n'était jamais descendu dans le scrotum.

L'examen particulier des doigts déformés me fit voir que le tissu pulpeux qui soutient l'ongle, était fort épais et rempli de sang : la macération de ces parties démontra de plus que la phalangette elle-même était très développée, et manifestement convexe sur sa face dorsale.

OBSERVATION QUARANTE-SIXIÈME.

Aorte et artère pulmonaire naissant du ventricule gauche : Cloison interoriculaire nulle : Canal artériel conservé.

Le 22 janvier 1819, M. *Maréchal* fit avec

M. *Carré* l'examen du cadavre d'un enfant de trois mois et vingt-trois jours, mort avec tous les symptômes de la maladie bleue. Pendant les premiers jours, M. C. avait observé que cet enfant ne pouvait prendre le sein, et que la peau présentait une teinte violette qui s'affaiblissait peu à peu, mais qui revenait chaque fois qu'il pleurait. La respiration était très difficile, les mouvemens de la circulation tumultueux et irréguliers. L'accroissement, à six semaines, était peu sensible; et, à cette époque, les membres pelviens et les parois abdominales s'infiltrèrent. Cette disposition, qui céda deux fois à l'usage de l'alcool de digitale, reparut pour ne plus cesser.

L'abdomen ne contenait aucun fluide; le foie était plus volumineux que dans l'état naturel. Les cavités thoraciques et le péricarde offraient une quantité notable de sérosité citrine épanchée. Le cœur avait un volume très considérable; les cavités, surtout les oreillettes, étaient, ainsi que ses vaisseaux, dilatés par un sang noir; l'aorte et l'artère pulmonaire semblaient prendre leur origine dans une même cavité, à trois lignes l'une de l'autre : celle-ci se divisait, à un pouce et demi de sa naissance, en deux troncs, droit et gauche, qui se rendaient aux poumons correspondans. Le canal artériel, qui partait du tronc gauche pour se rendre à l'aorte, était ouvert et avait la grosseur d'un stylet ordinaire.

L'oreillette droite, outre l'embouchure des veines caves, présentait l'orifice d'une veine, du volume d'une plume à écrire, qui venait du thymus.

La forme du cœur ne paraissait pas différente de celle qu'il a ordinairement.

Un stylet pénétra par l'artère pulmonaire dans la même cavité qu'un autre stylet introduit par l'aorte. Cette cavité (le ventricule gauche) étant ouverte présenta, à sa base, l'orifice de l'aorte, garni de ses valvules sigmoïdes, et à droite, à trois lignes de distance, celui de l'artère pulmonaire, dénué des valvules correspondantes. Au dessous de l'aorte, la valvule triglochine, divisée en deux portions formant une sorte de canal cylindrique susceptible de recevoir l'extrémité du doigt indicateur, pénétrait dans l'oreillette; celle-ci ne faisait avec l'oreillette droite qu'une vaste cavité sans la moindre division; les deux appendices n'étaient point dilatés. Au dessous de l'orifice de l'artère pulmonaire, on observait un enfoncement, au haut duquel se trouvait une ouverture d'environ trois lignes de diamètre, garnie d'une sorte de valvule formée par un repli de la membrane interne du cœur; cette ouverture pénétrait dans la cavité auriculaire; et au dessus, séparé par un éperon épais, l'orifice d'une autre cavité qui pouvait présenter l'aire d'un dez à coudre et qui était le rudiment du ventricule droit (1).

OBSERVATION QUARANTE-SEPTIÈME.

Aorte communiquant avec les deux ventricules : Artère pulmonaire étroite.

« Jaffrenou, âgé de six ans, n'avait pas pris l'accroissement que comportait son âge. Il avait été difficile à élever ; ses joues, ses lèvres, ses doigts et ses bras, conservaient une coloration bleue qui remontait à l'époque de sa naissance, et qui, peu sensible d'abord, s'était accrue progressivement, de manière à devenir fort remarquable. Toute l'habitude de son corps était sèche et maigre; le pouls irrégulier, petit, faible, se déprimait très facilement; la main, placée sur le cœur, sentait un battement peu régulier, accompagné d'un bruissement remarquable. Le

(1) Conformation vicieuse du cœur d'un enfant affecté de maladie bleue, par M. *Maréchal*, docteur en médecine à Sédan. — Journal général de Médecine, tom. VIII de la 2e série, p. 354. Décembre 1819.

malade était, de plus, sujet à des étouffemens qui allaient jusqu'à faire craindre pour sa vie. Il ne pouvait rester couché : il se trouvait moins mal, quand il était assis, et mieux encore, incliné en avant. Toutes les excrétions se faisaient régulièrement; la calorification était peu active : aussi se plaignait-il toujours du froid, et, dans les chaleurs de l'été, il avait la peau toujours glacée.

Le caractère violent et emporté de cet enfant le rendait fort désagréable à tous ceux qui l'entouraient. Des faiblesses plus ou moins longues étaient la suite ordinaire de ses accès de colère. Doué d'une intelligence surprenante à cet âge, il morigénait ses frères et ses sœurs.

Les jeux de l'enfance n'avaient aucun attrait pour lui. Assis dans un endroit retiré de l'appartement, il semblait être livré à une inquiète mélancolie. Il aimait à dormir, et, lorsqu'on le réveillait, il entrait en fureur; alors sa teinte livide-vert devenait plus foncée et s'étendait à tout le corps; la respiration s'accélérait, et il se manifestait des palpitations de cœur extrêmement tumultueuses. Ces scènes de désordre se terminaient par une lipothymie, et, lorsqu'il en revenait, l'enfant restait quelque tems dans un état de débilité considérable.

Atteint du croup, il succomba en trente heures.

Autopsie. La membrane muqueuse de la face inférieure de l'épiglotte, du larynx, de la trachée artère et des bronches, laissait voir des traces d'inflammation; un mucus blanchâtre et épais remplissait les bronches; la plèvre contenait un peu de sérosité; les poumons étaient gonflés et d'une teinte rouge-violette; incisés, il en sortit un liquide épais, un peu écumeux, et mêlé d'un sang moins rouge qu'à l'ordinaire; le péricarde contenait une petite quantité de sérosité.

M. *Olivry* examina le cœur avec attention : la grandeur de cet organe était celle que comportait l'âge du sujet. Le trou de botal n'existait plus; il était complètement oblitéré, aussi bien que le canal artériel; les deux ventricules étant ouverts n'offrirent rien de particulier; mais en versant d'un peu haut de l'eau dessus, on vit qu'elle passait d'un ventricule dans l'autre. En effet, la partie de la cloison qui correspond aux oreillettes manquait, et permettait par là au sang, dans la contraction des ventricules, d'emboucher également l'aorte ou l'artère pulmonaire.

Observée avec plus de soin, voici ce que cette cloison présenta : Dans ses deux tiers inférieurs, elle avait son épaisseur accoutumée; le tiers supérieur manquait entièrement : à sa place se trouvait une ouverture oblongue d'arrière en avant, et de haut en bas, de forme ovalaire, longue de huit à dix lignes, et large de quatre à cinq; le bord inférieur de cette ouverture était lisse; la partie supérieure du pourtour n'offrait point de tubercules charnus, mais on y voyait l'embouchure de l'aorte et de l'artère pulmonaire. Les orifices de ces deux artères se réunissaient par la partie inférieure de leur circonférence, de manière à former un bord tranchant et mince, qui leur servait de cloison commune. L'artère pulmonaire était moins grosse que ne le comportait l'âge du sujet; le volume du cœur n'avait rien que de fort ordinaire; les oreillettes ne s'écartaient nullement de leurs dimensions naturelles; il en était de même des ventricules dont les parois avaient leur épaisseur accoutumée. Les valvules mitrales, sigmoïdes et tricuspides ne présentaient aucune altération, et, par conséquent, le sang ne pouvait rétrograder; mais l'orifice de communication entre les deux ventricules était parfaitement libre, d'où il résulte que le sang passait facilement d'une de ces cavités dans l'autre » (1).

---

(1) *Observation sur une maladie bleue*, par M. *Olivry*, docteur

OBSERVATION QUARANTE-HUITIÈME.

Trou de botal ouvert : Origine de l'artère pulmonaire étroite.

« Le nommé Bénard, âgé de trente-quatre ans, d'une constitution très forte en apparence, d'une taille élevée (cinq pieds cinq pouces), d'un tempérament bilioso-sanguin, exerçant à Paris la profession de sellier, mourut d'une cyanose, le 1er août 1817. Cette maladie datait de sa quatorzième année. Avant cette époque, il ne s'était manifesté aucun signe qui pût faire soupçonner chez ce sujet ce genre d'affection ; mais s'étant alors laissé tomber dans un fossé plein d'eau, (c'était pendant l'hiver), et assez profond pour mettre sa vie en danger, il fut atteint, quelques jours après cet accident, d'une fièvre adynamique qui se prolongea jusqu'au cinquantième jour. Pendant la convalescence, qui fut fort longue, la teinte bleue, d'abord peu apparente, se manifesta aux lèvres et aux extrémités des doigts. Cette teinte, à partir de ce moment, augmenta d'intensité jusqu'à la mort du sujet.

Pendant les deux dernières années de la vie de ce malade, le corps entier offrait une appa-

---

en médecine à Quimper (Finistère). Journal général de Médecine, tome LXXIII, 12e de la 2e série, p. 145. Novembre 1820.

rence noirâtre; l'intérieur de la bouche ressemblait assez bien à celle des personnes qui ont mâché une grande quantité de mûres, ou, plutôt, avait l'air d'avoir été teinte par une substance d'un noir foncé. Dans le cours de ces deux mêmes années, ce malade fut atteint quatre fois de péripneumonies graves. Dans les deux premières, on pratiqua de légères saignées qui furent suivies d'une faiblesse extrême, faiblesse qui, dans les deux autres affections pulmonaires, obligea d'abandonner ce moyen.

Quoique ce malade fût d'une stature qui devait indiquer un homme assez fortement constitué, il se faisait remarquer par une faiblesse extrême; car, au moindre mouvement, au moindre effort, surtout dans les derniers tems de sa malheureuse existence, il était menacé de suffocation. Il se maria cependant à vingt-huit ans, et eût deux enfans qui, quoiqu'ils eussent été allaités et nourris par leur mère, jouissant d'une très bonne santé, périrent d'affections scrophuleuses à l'âge de trois ans, malgré tous les soins qui leur furent prodigués.

Le sujet qui a fourni cette observation avait toujours été, depuis son accident, dans un état de malaise continuel; mais, cependant, ce malaise n'était pas assez considérable pour lui faire garder le lit. Il se plaignait souvent de palpitations de cœur, de froid général et de difficulté à respirer : ces divers symptômes prirent un accroissement proportionné à celui de la maladie. Deux ans avant sa mort, il fit appeler, pour la première fois, M. le docteur *Voisenet*. Ce médecin lui prescrivit l'usage des bains froids et des tisanes rafraîchissantes. Ces moyens parurent lui procurer quelque soulagement et quelque amélioration dans son état. En effet, pendant ce traitement la peau perdit un peu de sa couleur accoutumée; mais bientôt après la suspension de ces remèdes, elle reprenait son mode de coloration particulière. Le malade, voyant que tous ces soins n'obtenaient point une amélioration constante, abandonna tous les remèdes et se confia pendant quelque tems aux seules ressources de la nature; mais, dans les quinze derniers jours de sa vie, se trouvant atteint, pour la quatrième fois, de péripneumonie, il se décida à faire appeler de nouveau M. le docteur *Voisenet*. A cette époque, la face, qui paraissait tuméfiée, présentait, ainsi que l'extrémité des doigts, une couleur bleue tirant sur le noir. Le pouls était dur, plein et peu fréquent; la langue s'était couverte d'un enduit jaunâtre. Le malade, dont la respiration se trouvait être très difficile, se plaignait de douleurs vives dans tout le côté droit de la poitrine; il y avait toux sans expectoration; le ventre était distendu par des gaz. Le médecin fit appliquer quinze sangsues sur le point douloureux, fit prendre au malade des potions et des tisanes pectorales, et prescrivit d'administrer un lavement matin et soir. Deux jours après l'application des sangsues, la douleur persistant toujours, un vésicatoire volant fut posé sur l'endroit où elles avaient exercé leur succion. Au sixième jour de la maladie, une légère attaque d'apoplexie se manifesta et fut suivie de paralysie de la langue. La douleur du côté s'étant fixée sous l'épaule droite, qui offrait alors une saillie d'environ trois pouces, on fit appliquer sur la partie douloureuse des cataplasmes émolliens arrosés de laudanum liquide; mais les symptômes augmentant toujours d'intensité, M. *Voisenet* fit appeler en consultation M. le professeur *Marjolin*, aux soins duquel le malade s'était déjà confié à une époque antérieure. Dans ce tems, c'est-à-dire huit jours avant la mort, la coloration générale avait passé presqu'au noir, et toujours la teinte était beaucoup plus foncée au visage (dont la tuméfaction avait considérablement augmenté), et à l'extrémité des doigts. Les yeux se trouvaient en quelque sorte cachés par le gonflement des paupières; la déglutition était impossible; la poitrine percutée n'offrait partout qu'un son mat. Trois jours avant de périr, le sujet fut frappé d'une nouvelle attaque d'apoplexie, suivie de la paralysie du côté droit. Enfin, la mort vint mettre un terme à cet état continuel de souffrances.

Habitude du corps. Vingt-quatre heures après la mort, la teinte bleue répandue sur tout le corps était beaucoup diminuée; le visage cependant n'avait rien perdu de sa couleur noire et était toujours tuméfié. Un sang noir et liquide sortait en assez grande abondance par le nez et la bouche; l'épaule était revenue dans son état naturel; la poitrine se trouva être très bombée et portée en haut par l'élévation des côtes; les intestins dans lesquels des gaz s'étaient développés rendaient le ventre ballonné.

Ouverture du corps. La poitrine fut d'abord examinée. Dès que le scalpel eut pénétré dans la cavité droite, il s'échappa sur ses côtés une grande abondance de sérosité sanguinolente. Le liquide qui se répandit ou qui resta dans cette cavité, pendant ou après l'incision de ses parois, fut évalué à trois pintes au moins.

La plèvre se trouva couverte de fausses membranes épaisses et rougeâtres. Ces membranes paraissaient exister depuis long-tems et offraient une certaine résistance.

Le poumon droit, adhérent dans plusieurs points à la plèvre costale, était absolument noir; il avait beaucoup diminué de volume et était encore crépitant dans la cavité gauche de la poitrine. La plèvre et le poumon furent trouvés parfaitement sains; seulement, l'organe pulmonaire de ce côté offrit une coloration aussi prononcée que celle du poumon droit, et son volume avait considérablement diminué. On se rendit facilement compte de ce phénomène en l'attribuant à la compression exercée par le cœur. En effet, cet organe, après l'ouverture du péricarde qui ne présenta qu'une distension énorme, mais peu ou point de liquide épanché, offrit un volume au moins quatre fois plus considérable que dans l'état ordinaire : on eût dit qu'on avait poussé une injection dans ces vaisseaux, tant ils étaient proéminens. Les ventricules, surtout le droit, avaient acquis un volume énorme; les oreillettes ne présentaient, à l'extérieur, rien qui méritât l'attention d'un observateur, si ce n'est une très grande distension, toujours plus prononcée à droite qu'à gauche.

Après avoir détaché, lavé et mis en position le cœur, on procéda à son ouverture, en commençant par le ventricule droit, qui était tellement agrandi, que ce viscère, pris chez un individu de stature ordinaire, eût pu y être caché facilement. On trouva ce ventricule rempli d'un sang noir, qui resta fluide pendant à peu près tout le tems des recherches; le ventricule gauche était aussi dans un état de distension très grande, distension cependant moins prononcée que celle du ventricule droit; les parois de ces deux ventricules avaient diminué d'épaisseur : on remarqua que la cloison interventriculaire était saine. L'orifice de l'artère pulmonaire présenta des ossifications du bord libre des valvules sigmoïdes, tellement considérables que l'on pouvait à peine introduire dans l'intérieur de ce vaisseau le tube d'une plume de corbeau.

Les parois des oreillettes n'offrirent aucune altération appréciable; mais la cloison interoriculaire fit voir qu'à l'endroit de la fosse ovale, elle était perforée par une ouverture à bords parfaitement lisses et arrondis, et ayant plus d'un pouce de diamètre.

A l'ouverture de l'abdomen, on trouva que les intestins étaient distendus par des gaz et avaient pris partout une couleur brune. Le foie n'avait pas changé de volume d'une manière sensible; il offrait, ainsi que la rate, qui était très gorgée de sang, une coloration plus prononcée.

L'ouverture du crâne présenta tous les vaisseaux qui se rendent aux membranes chargées d'empêcher le contact des os et de la substance du cerveau, gorgés de sang d'une manière très manifeste; les sinus étaient entièrement remplis par un sang semblable en tout à celui que l'on avait trouvé dans le cœur.

Les substances du cerveau et du cervelet étaient injectées d'une couleur noire, tellement uniforme dans tous les points, que l'on ne pouvait qu'avec peine distinguer les couches corticales des couches médullaires.

La moelle épinière et les membranes qui la protégent offrirent aussi un degré de coloration égal à celui des autres parties » (1).

OBSERVATION QUARANTE-NEUVIÈME.

Aorte communiquant avec les deux ventricules.

Pierre Dornier, âgé de dix-huit ans, mourut à l'hôpital de Saint-Pierre à Bruxelles, le 28

---

(1) *Dissertation sur la maladie bleue, considérée comme suite d'une affection organique du cœur*, par M. T. *Cherrier*. Paris, 1820. Thèse n° 252, p. 24.

juin 1817, et son corps fut examiné le matin du 30, en présence des docteurs *Gregory*, *Caroly*, *Lauthier*, etc.

Les poumons adhéraient de toutes parts avec la plèvre costale et le péricarde; des tubercules et des vomiques se trouvaient dans leur tissu. Le péricarde contenait quatre onces de sérosité. Le cœur était ferme, mais d'un volume naturel; l'aorte et l'artère pulmonaire naissaient du ventricule droit; la cloison des ventricules présentait à sa base une perforation un peu plus large que le tube de l'aortè; l'artère pulmonaire n'était pas beaucoup plus petite que dans son état naturel; son origine était bordée de fibres comme cartilagineuses; entre celles-ci et l'une des valvules semi-lunaires, se trouvait une sorte de petit sac. L'ouverture du septum des ventricules correspondait si exactement à l'origine de l'aorte, que les contractions du ventricule gauche devaient pousser le sang presque entièrement dans ce vaisseau, tandis que le liquide lancé par le ventricule droit se partageait également entre les deux grandes artères : mais la communication des deux côtés du cœur était si libre, que le mélange des sangs artériel et veineux avait probablement lieu.

Cet homme avait été, dès son enfance, d'une

couleur bleue. De tems à autre il paraissait presque noir : sa respiration était toujours courte, et il n'avait jamais pu, à aucune période de sa vie, aller loin sans appui. Les six dernières années, il était entré quelquefois dans l'un ou l'autre des hôpitaux de la ville. Peu de tems avant sa mort, il eut une hémoptysie, et il cracha une matière purulente. Il périt dans le dernier degré de la consomption. Le pouls était fréquent, mais régulier : les mouvemens du cœur avaient cependant un caractère particulier. Cet individu était faible et mince, mais était parvenu à une hauteur convenable (1).

OBSERVATION CINQUANTIÈME.

Trou de botal conservé : Artère pulmonaire étroite.

Le fait suivant est consigné dans une consultation de MM. les docteurs *Bonnissent*, *Obet* et *Pinel*, donnée à Cherbourg le 15 avril 1820, sur un cas de maladie bleue (2).

« Nathalie Leroy éprouva, peu de jours après sa naissance, des battemens précipités, forts

(1) Case of malformation of the heart by G. *Gregory* : read feb. 29 1820. — Medico-chirurgical transactions, tom. XI, part. 2, p. 296.

(2) Voy. Revue médicale, tom. VI, pag. 175. Octobre 1821.

et tumultueux, à la région du cœur : les carotides battaient avec force; la respiration était gênée; la figure était violette; il y avait assoupissement. Ces accidens se renouvelèrent deux ou trois fois par mois, durant les trois premières années, avec des vomissemens de matières bilieuses ou muqueuses, qui semblaient produire un léger soulagement. Pendant les accès, qui duraient de 24 à 36 heures, l'excrétion de l'urine était totalement suspendue.

Le retour des accès est devenu infiniment moins fréquent vers la troisième année, et surtout pendant l'été.

Nathalie est maintenant âgée de cinq ans; elle est d'une taille moyenne, avec peu d'embonpoint; elle a beaucoup d'intelligence; son caractère est vif; elle supporte difficilement les contrariétés.

Sa figure est colorée d'un rouge-violet, plus prononcé aux joues et aux lèvres : la même coloration existe aux mains, ainsi qu'à plusieurs parties du corps; mais elle est inégalement répandue. Il résulte de cette injection partielle du système capillaire cutané, que la peau offre dans certains endroits une apparence marbrée. Les extrémités sont habituellement froides; et lorsque, dans l'hiver, on tente de les réchauffer, elles perdent presque aussitôt la chaleur qui leur est communiquée. L'extrémité des doigts des mains est un peu arrondie, luisante, et plus fortement colorée en violet que le reste de la main.

En hiver, la coloration de la peau devient généralement plus prononcée, en même tems qu'elle acquiert une teinte plus livide. Le même résultat a lieu par l'effet de certaines circonstances, telles que le retour des accès dont nous avons parlé plus haut, la contrariété, un trop grand exercice.

L'enfant est habituellement sujet à une petite toux sèche, plus fréquente et plus incommode la nuit que le jour. Dans l'état ordinaire, la respiration s'exécute avec assez de facilité : la main, appliquée sur la région du cœur, y sent presque toujours une sorte de bruissement. Nathalie demande souvent à manger, et mange peu chaque fois. Une petite quantité de vin lui donne de la gaîté, de la loquacité, et produit chez elle une sorte d'état d'ivresse.

Elle a été vaccinée, et n'a eu d'autre maladie qu'un catarrhe de peu de durée, et une éruption, sur la presque totalité du corps, de petits boutons, accompagnés d'un prurit considérable.

Un nouvel accès s'est déclaré le 14 avril 1820, a cessé dans la nuit du 14 au 15, et s'est renouvelé le 15 au matin, avec les symptômes ci-après énoncés.

L'application de la main sur la région du cœur laisse sentir, dans une grande étendue, des battemens irréguliers, tumultueux, accompagnés d'une sorte de bruissement, et assez violens pour être facilement appréciés à travers l'épaisseur de plusieurs vêtemens. Le pouls est faible, petit, fréquent, souvent insensible, surtout du côté gauche. La peau offre une douce chaleur, qui s'étend même jusqu'aux extrémités : la température offre cependant de fréquentes variations dans ses diverses parties. La coloration violette est augmentée à la face, excepté au front et au pourtour du nez et des lèvres.

La petite malade se couche assez indifféremment sur tous les côtés : cependant elle semble plus particulièrement affectionner le décubitus sur le ventre. Elle éprouve des vomissemens de matières muqueuses, vomissemens accompagnés de secousses violentes et répétées ; elle reste ensuite plongée dans une sorte d'état de somnolence, non comateux, qui dure plus ou moins long-tems, et dont elle sort tout à coup. La respiration, un peu fréquente, s'exerce avec assez d'aisance ; la langue, dont la coloration est un peu violette, est recouverte assez uniformément d'un enduit blanchâtre et peu épais ».

MM. *Bonnissent*, *Obet* et *Pinel* pensèrent qu'il existait chez cet enfant une communication entre les oreillettes du cœur, qui permettait la confusion du sang veineux avec le sang artériel ; ils conseillèrent du repos au moral comme au physique, un régime doux, des boissons adoucissantes, et, suivant les circonstances, de légers antispasmodiques, l'immersion des pieds et des mains dans l'eau chaude, des frictions sur les membres avec un liniment éthéré, enfin des sangsues à la région précordiale, dans l'intention de diminuer la congestion qui semblait s'opérer vers le principal organe de la circulation.

L'enfant périt ; l'examen du cœur eut lieu le 18 avril 1820 ; en voici les résultats :

« Dimensions extraordinaires des cavités droites du cœur, qui étaient gorgées de sang et de concrétions fibrineuses. Amincissement très considérable des parois du ventricule droit, spécialement vers sa pointe, dont l'épaisseur ne pouvait être évaluée à plus d'un quart de ligne. Cloison contre nature, formée par le grand développement des valvules tricuspides qui partageaient le ventricule droit en plusieurs cavités.

Cavités gauches du cœur rétrécies.

Communication des deux oreillettes par le trou de botal, qui avait environ quatre lignes de diamètre.

Petite dimension des ouvertures artérielles dans les deux ventricules, et diamètre peu considérable de l'artère pulmonaire ».

OBSERVATION CINQUANTE-UNIÈME.

Aorte naissant des deux ventricules.

Le sujet de cette observation était une jeune fille de neuf ans, qui, jusqu'à l'âge de trois ans, avait joui d'une bonne santé. A cette époque, elle avait la peau très blanche, le teint frais et animé; elle était en même tems fort active. Six mois après, respiration courte, palpitations de cœur, teinte livide de la peau, sentiment de froid qui ne peut céder ni aux vètemens les plus chauds, ni à l'exposition au soleil ou au feu. Cet état a toujours persisté depuis. Il y a six mois environ, sa grand'mère, avec qui elle couchait, meurt subitement à côté d'elle, ce qui la jette dans un accès de convulsion qui dure plus de deux heures. Depuis, retour irrégulier des mêmes attaques; mais elles sont moins longues, et s'accompagnent de céphalalgie, de vertiges, de la pâleur du visage, d'une difficulté extrême de respirer, et de battemens de cœur très violens. Changement de caractère. Elle devient morose, obstinée, paresseuse, et finit par être incapable de toute espèce d'exercice. Le 9 mars, sa mère l'oblige, malgré elle, de se lever, et un instant après elle la prévient qu'elle va avoir une attaque, ce qui se vérifie aussitôt. Vive douleur de tête, oppression, difficulté extrême de respirer, teinte violette et presque noire de la face, suffocation imminente; saignée de la jugulaire de cinq à six onces; mais l'enfant expire un quart d'heure environ après l'invasion de l'attaque.

Ouverture du cadavre. Cœur volumineux, oreillette droite distendue par quatre ou cinq onces de sang; trou ovale bouché; aorte prenant naissance au dessus de la cloison des ventricules. Vers le centre du ventricule droit, se trouve une petite cavité qui communique avec l'artère pulmonaire, ou plutôt lui donne naissance; dilatation et hypertrophie de l'oreillette et du ventricule du côté droit; les deux cavités gauches, au contraire, sont plus rétrécies que dans l'état naturel.

Oblitération du conduit artériel.

Poumons d'une couleur obscure.

Plénitude des vaisseaux de la tête.

Rien de remarquable dans l'abdomen (1).

OBSERVATION CINQUANTE-DEUXIÈME.

Trou interoriculaire ouvert : Orifice de l'artère pulmonaire rétréci.

« Vilain (Marie-Gabrielle), dès sa plus tendre enfance, a présenté quelque chose d'insolite dans sa physionomie. Aussitôt qu'elle se livrait à un exercice un peu pénible, sa figure se colorait d'un rouge violacé; sa respiration était habituellement gênée, surtout lorsqu'elle montait un escalier. A quarante-sept ans, elle cessa d'être réglée, et commença à se plaindre de palpitations accompagnées d'une douleur aiguë dans la région précordiale. Elle s'arrêtait souvent pour sentir battre son cœur, et disait alors qu'elle mourrait bientôt; enfin, ses lèvres et sa figure devinrent tellement bleuâtres, même quand elle ne marchait qu'à pas lents, qu'elle n'osait pas se montrer dans les rues; elle était sujette à de fortes hémorrhagies nasales, dont une surtout fut très effrayante par son abondance et sa durée. Elle éprouvait souvent des

(1) Vice de conformation du cœur, par George *Cook Holmsted*. Voy. London Medical Repository, vol. XVII, n°. 102. Juin 1822, art. 2; et Bibliothèque médicale, tom. LXXVIII, p. 410. Décembre 1822.

crampes dans les membres. Sa constitution fut toujours assez faible ; sa taille prit peu de développement : elle resta fille, et mena toujours une vie régulière.

Le 1er juillet 1821, vers midi (âgée alors de cinquante-sept ans), elle se plaignit d'une espèce de crampe qu'elle éprouvait dans la main et le pied gauches. Bientôt elle s'aperçut d'une grande gêne dans les mouvemens de ces deux membres : enfin, quelque tems après, elle perdit entièrement le mouvement et le sentiment dans tout ce côté du corps ; cependant elle conserva toute sa raison, et même l'usage de la parole.

Le troisième jour de sa maladie, elle entra à l'hôpital Cochin, et présenta les symptômes suivans : face animée, d'un rouge violacé ; yeux saillans et brillans ; lèvres bleuâtres ; respiration gênée, au point d'exiger une position presque verticale du tronc ; pouls petit, facile à déprimer au bras gauche, mais dur et assez fort au bras droit ; perte complète du sentiment et du mouvement dans les membres du côté gauche. (Infusion d'arnica, potion éthérée). Pendant la nuit, les membres paralysés furent tout à coup affectés de convulsions ; ces mouvemens spasmodiques pouvaient être comparés à ceux que détermine la noix vomique ; ils étaient accompagnés d'une gêne plus grande dans la respiration; la face était plus animée, les yeux plus brillans; les lèvres, qui auparavant étaient bleuâtres, présentaient alors une teinte couleur de rose ; les battemens du cœur étaient tumultueux : en appliquant la main sur la région précordiale, on sentait une espèce de frémissement semblable à celui que fait éprouver un corps élastique qu'on fait vibrer fortement. (Quinze sangsues à l'anus, potion avec la teinture de digitale). Tous ces symptômes se calmèrent bientôt, et, quand le jour vint, ils étaient à peine sensibles. Pendant cet accès, la malade ne perdit pas connaissance.

Le 4, à la visite, M. *Bertin* fit pratiquer une saignée du bras, et continua l'emploi de la digitale : le reste de la journée fut assez calme.

Du 5 juillet au 12, elle a offert plusieurs accès semblables au premier, à cela près que les symptômes étaient moins intenses et duraient moins long-tems; mais le 12, vers midi, la malade perdit tout à coup connaissance; la face devint très animée; les yeux, extrêmement saillans et brillans, furent agités de mouvemens convulsifs, accompagnés de dilatation de la pupille; la respiration s'embarrassa de plus en plus, et la paralysie s'étendit à toutes les parties du corps.

En même tems, les battemens du cœur et des artères carotides étaient devenus plus forts et plus fréquens. A l'instant même de cet accès, on pratiqua une saignée du bras, à la suite de laquelle la malade recouvra quelque mouvement dans le bras droit : elle semblait même comprendre ce qu'on lui disait ; mais cette amélioration ne dura qu'un instant : les symptômes s'aggravèrent de plus en plus, et la mort survint le lendemain vers midi, treizième jour de la maladie.

L'ouverture du cadavre fut faite par MM. *Bertin* et *Breschet.* On trouva dans la partie antérieure de l'hémisphère droit du cerveau, un foyer purulent renfermé dans un kyste, etc.

Le cœur avait un volume énorme ; il pesait douze onces ; l'oreillette droite était très développée, et contenait plusieurs onces de sang ; la fosse ovalaire était très profonde ; une ouverture, résultant du défaut d'oblitération du trou de botal, de quatre lignes environ de diamètre, existait dans son fond, et établissait une communication entre les deux oreillettes. On voyait dans les deux cavités, les vestiges des valvules qui, dans des sujets bien constitués, forment le trou de botal. L'orifice de communication entre la cavité de l'oreillette droite et celle du ventricule du même côté, était étroite; la capacité de ce ventricule était à peu près celle d'un œuf de pigeon, et ne devait par conséquent recevoir que quelques gros de sang. Les parois de ce ventricule avaient une épaisseur qui variait de onze à seize lignes; les valvules étaient petites; mais leurs cordes étaient fortes et d'apparence charnue. L'artère pulmonaire offrait, à son ouverture de communication avec le ventricule droit, une cloison horizontale, convexe du côté de la cavité artérielle, concave du côté de la cavité ventriculaire, percée à son centre d'une ouverture de deux lignes et demie de diamètre parfaitement circulaire. Elle offrait sur sa convexité trois petits replis ou rides; mais on ne voyait ni sur sa face supérieure, ni sur l'inférieure, aucune trace de séparation de cette cloison en trois valvules. Au dessus de cette cloison, l'artère pulmonaire ne présentait rien de particulier.

L'oreillette gauche, de grandeur à peu près ordinaire, présentait l'orifice du trou de botal décrit ci-dessus.

Le ventricule gauche, dont la capacité était plus grande qu'à l'ordinaire, avait aussi des parois plus épaisses. L'aorte présentait çà et là des plaques osseuses et cartilagineuses. Le canal artériel était petit et entièrement oblitéré » (1).

OBSERVATION CINQUANTE-TROISIÈME.

Trou ovale large : Artère pulmonaire oblitérée à sa naissance.

Je dois la connaissance de ce fait à la bienveillance de M. *Lordat*, doyen de la faculté de médecine de Montpellier. Le voici tel à peu près qu'il se trouve dans son journal, d'où M. le docteur *Kuhnholtz* a bien voulu l'extraire.

« Le 8 juillet 1822, M. *Delmas* montra à M. *Lordat* le cœur et les gros vaisseaux d'un enfant mort la veille, âgé d'environ six semaines. Cet enfant avait présenté des symptômes qui faisaient présumer un vice de structure dans les principaux organes de la circulation. Il avait acquis un très beau développement. Quand il était tranquille, les fonctions vitales s'exécutaient avec la plus grande régularité; mais il avait les paupières supérieures bleuâtres, quoique tout le reste de la peau eût la couleur ordinaire. Quand il pleurait ou qu'il avait quelque autre émotion, il paraissait menacé de suffocation, et presque toute la surface du corps devenait bleue. Les parens prenaient l'alarme, et sur-le-champ

(1) Recherches anatomico-patholog. sur l'Encéphale, par M. *Lallemand*, tom. II, p. 7.

envoyaient chercher M. *Delmas*. L'enfant mourut dans un de ces paroxysmes. Le cœur était petit, et s'approchait beaucoup de la forme sphérique. Les parois du ventricule droit étaient extrêmement épaisses. Ce ventricule consistait en une cavité fort petite, où l'on avait peine à loger un stylet médiocre. L'ouverture de communication entre ce ventricule et l'oreillette correspondante, était en rapport avec ce ventricule. Les oreillettes étaient bien conformées; le trou de botal était ample, l'artère pulmonaire fort petite, et entièrement oblitérée à sa naissance. Au lieu de pouvoir pénétrer, par sa cavité, dans le ventricule droit, on ne trouvait au fond du tuyau de cette artère que trois petits culs-de-sac formés par les valvules sigmoïdes. Le canal artériel et les cavités gauches du cœur, ainsi que tout ce dont il n'est point fait mention, étaient naturellement conformés ».

FIN DE LA PREMIÈRE PARTIE.

DEUXIÈME PARTIE.

HISTOIRE
DE
LA CYANOSE.

De l'examen attentif, de la comparaison rigoureuse des faits que je viens d'exposer, résultera l'histoire de la Cyanose.

CAUSES.

1°. La Cyanose ne provient le plus ordinairement d'aucune disposition héréditaire : cependant on l'a vue se manifester chez des enfans dont les frères étaient morts-nés (1), ou avaient péri peu de tems après leur naissance, et offert des lésions organiques du cœur (2). On sait d'ail-

(1) Voyez l'Observation 34. (2) Obs. 31.

leurs que les maladies de cet important viscère peuvent être héréditaires (1)

2°. On n'a point observé que les grossesses, pendant lesquelles se sont développés les enfans atteints de maladie bleue, aient été troublées par des accidens notables.

3°. L'accouchement a été naturel; il s'est effectué au terme ordinaire de la gestation, quelquefois plutôt (2).

4°. La Cyanose s'est plus souvent montrée chez les individus mâles. Sur quarante-quatre observations dans lesquelles le sexe est désigné, seize seulement ont été recueillies chez des filles (3).

5°. Cette affection appartient spécialement à la première enfance; néanmoins elle ne lui est pas exclusive. Elle a paru immédiatement après la naissance (4), ou peu de jours après (5); d'autres fois dans les premiers mois (6). On l'a vue aussi se développer à un an (7), à trois (8), quatre (9), cinq (10), douze (11), treize (12),

---

(1) *Corvisart*, Traité des Maladies du Cœur, 3e éd. p. 370. (2) A huit mois. Voy. Observation 4e. (3) Ce sont les observations 1, 3, 13, 14, 16, 26, 27, 30, 31, 33, 38, 40, 41, 50, 51, 52. (4) Obs. 1, 4, 5, 12, 13, 15, 16, 20, 24, 25, 26, 41, 46, 47, 53. (5) Obs. 14, 23, 29, 50. (6) Obs. 10, 21, 32, 38, etc. (7) Obs. 2. (8) Obs. 22, 37, 51. (9) Obs. 45. (10) Obs. 3. (11) Obs. 18. (12) Obs. 44.

quatorze (1), et même quarante-cinq (2) ans.

6°. La Cyanose est survenue chez des sujets faibles, d'une organisation délicate (3) et d'une apparence scrophuleuse (4); souvent aussi chez des enfans qui paraissaient doués d'une bonne constitution (5).

7°. Si l'on en juge par les faits recueillis, elle n'a point une fréquence égale dans tous les pays. Cette affection a été surtout observée en Angleterre (6); elle l'a souvent été en Allemagne (7) et en France (8); plus rarement en Italie (9), en Hollande (10) et en Prusse (11).

8°. La maladie bleue est produite, ou son développement favorisé par les circonstances qui rendent difficile le trajet du sang à travers les poumons. Ainsi, la faiblesse du nouveau né, l'inertie des puissances inspiratrices, l'étroitesse naturelle du thorax, la tardive explication du tissu pulmonaire, opposent des obstacles aux changemens que la circulation du sang doit

---

(1) Obs. 48. (2) Obs. 40. (3) Obs. 3. (4) Obs. 14. (5) Obs. 22, 27, 39, 44, 48, 51. (6) Obs. 4, 5, 6, 7, 9, 10, 11, 12, 13, 14, 15, 16, 22, 24, 25, 27, 29, 30, 31, 32, 33, 34, 35, 36, 38, 40, 41, 42, 51. (7) Obs. 17, 26, etc. Le grand nombre de monographies publiées en Allemagne sur cette maladie prouve qu'elle y a été fréquemment remarquée. (8) Obs. 18, 19, 20, 21, 23, 28, 43, 44, 45, 46, 47, 48, 50, 52, 53. (9) Obs. 1, 3. (10). Obs. 2, 37. (11) Obs. 29.

éprouver à la naissance. M. le professeur *Richerand* cite l'exemple de deux enfans morts, l'un au neuvième, l'autre au vingtième jour (1) de leur existence, après avoir offert un premier degré de Cyanose, et chez lesquels on trouva les poumons très incomplètement pénétrés d'air, et le trou de botal conservé (2).

9°. Les altérations des poumons produisent des résultats analogues. C'est ce que prouve un fait recueilli par le célèbre *Baudelocque*. Un enfant vécut six mois, ayant les poumons en partie tuberculeux et suppurans, en partie sains; mais non encore dilatés par l'air (3). C'est ce qu'apprennent encore les observations de M. *Abernethy*, lequel a vu, dans le cours d'une année, le trou ovale très large chez treize individus morts de la phthisie pulmonaire (4). Le docteur *Hein* cite un exemple semblable (5).

10°. Les efforts des muscles expirateurs portent un trouble remarquable dans la circulation, et peuvent occasioner la Cyanose. Une

---

(1) Celui-ci avait été observé par M. *Boyer*.

(2) Physiologie, tom. II, pag. 451.

(3) *Olivaud*, sur l'Infanticide, pag. 34.

(4) Observations on the foramina Thebesii of the heart: *Philosophical Transactions*, 1798, part. I.

(5) *De Istis*, etc. pag. 13.

toux vive, opiniâtre (1), des cris aigus et réitérés (2) l'ont déterminée.

11°. Elle s'est manifestée à la suite de percussions, de chutes qui avaient produit une commotion générale, un ébranlement profond (3). Des mouvemens brusques et violens pourraient donner le même résultat (4).

12°. Les spasmes, les convulsions ont également contribué à la production de cette maladie (5). Ils étaient peut-être eux-mêmes les

---

(1) Obs. 2, 21, 44. (2) Obs. 2, 14, 37.

(3) Obs. 3, 19, 48. *Ludwig.* rapporte l'exemple d'un jeune homme mort d'un coup de pied de cheval sur la poitrine. L'oreillette droite était rupturée en plusieurs endroits, et spécialement dans la cloison interoriculaire; la membrane qui forme la fosse ovale était transversalement déchirée. (*Advers. Med. Pract.* tom. I, pars I, p. 134. — *Dietericus Mummsen* a relaté ce fait dans sa Dissertation *de Corde rupto.* (Lipsiæ, 1764. p. 15.) M. *Abernethy* a consigné dans les *Medico-Chirurgical transactions* (t. VIII, p. 475) plusieurs observations de M. *James* sur diverses maladies du cœur. La huitième a pour sujet une jeune femme qui, ayant fait une chute dans un escalier, et s'étant frappée le sternum, éprouva bientôt les effets d'une lésion grave du cœur, et mourut: le trou ovale était ouvert, et ses bords offraient l'aspect d'une récente déchirure.

(4) M. *Carron,* médecin à Annecy, a vu un anévrisme du cœur, avec perforation de la cloison des oreillettes, subitement produite pendant une course à cheval très rapide. *Journal général de Médecine* tom. XLVIII, p. 32. Septembre 1813.

(5) Obs. 20, 30, 45.

effets de la lésion organique déjà existante ; mais ils sont devenus à leur tour la cause efficiente du trouble de la circulation.

13°. Une douleur forte (1), qui provoque des cris et des spasmes ; une affection morale vive (2), qui suscite des mouvemens désordonnés, influent encore sur le développement de la Cyanose.

14°. Les diverses causes que je viens d'énumérer seraient le plus souvent incapables de produire cette maladie, si les principaux organes de la circulation n'offraient les lésions de structure propres à favoriser la déviation du sang noir vers les cavités artérielles. Je ne fais qu'indiquer ici ces altérations plus ou moins graves, ces vices de conformation variés, sur lesquels je présenterai de plus amples détails dans l'un des paragraphes suivans.

SYMPTÔMES.

1°. Dans la Cyanose, la peau présente une teinte livide, bleuâtre, quelquefois d'un violet-pourpre (3) ; d'autres fois noirâtre (4). Cette nuance est ordinairement générale : dans quel-

---

(1) Obs. 37. (2) Obs. 2, 3, 51. (3) Obs. 42, etc. *Tobler*, de Morbo cœruleo. *Gottingæ*, 1812, p. 8. (4) Obs. 4, 6, 7, 13, 26, 36, 41, 48, 49.

ques cas, elle offre des stries plus foncées (1), des taches plus ou moins étendues (2). Elle est plus intense au visage (3), principalement sur les joues, le nez, le lobule des oreilles, les paupières supérieures (4); cette lividité est encore très prononcée aux parties génitales (5), aux mains et aux pieds (6), surtout à l'extrémité des doigts et des orteils (7). Elle devient plus marquée par la succion (8), pendant la digestion (9), par l'usage des stimulans (10), la toux, les cris (11), la marche (12), et en général tous les efforts (13). Elle augmente aussi par l'action, soit du froid (14), soit d'une chaleur vive (15). Elle acquiert son plus haut degré d'intensité dans les accès de suffocation dont je parlerai, et auxquels sont sujets les individus atteints de Cyanose. Cette coloration bleuâtre des tégumens diminue par le repos (16), pendant le sommeil, etc. Dans les premiers tems de la maladie, cette diminution est très marquée; la teinte devient plombée (17), pâle et

(1) Ob. 39. (2) Obs. 50. (3) Obs. 2, 3, 6, 10, 14, 21, 50. (4) Obs. 53. (5) Obs. 10, 26. (6) Obs. 3, 6, 23, 26. (7) Obs. 2, 3, 7, 8, 10, 13, 14. (8) Obs. 23, 26, 43. (9) Obs. 28. (10) Obs. 28. (11) Obs. 26. (12) Obs. 6, 7, 45, 50. (13) Obs. 27, 32, 38, 52. (14) Obs. 32, 50. (15) Obs. 45. (16) Obs. 2, 43. (17) Obs. 8.

comme cadavéreuse (1); quelquefois, après une forte crise, elle reprend son état naturel (2).

La peau est ordinairement fine (3), les cheveux sont blonds (4).

2°. Les yeux sont quelquefois saillans (5), humides (6); en général, les vaisseaux de la conjonctive paraissent injectés d'un sang noirâtre (7). Les pupilles sont peu mobiles (8).

3°. Les ailes du nez sont, chez quelques individus, écartées, et les narines larges (9).

4°. Les lèvres sont grosses (10), surtout l'inférieure (11); leur couleur est livide, noirâtre (12). Les gencives offrent une couleur analogue (13); elles sont fongueuses (14), saignantes (15). La langue est inégale (16), volumineuse (17).

5°. Le visage est tuméfié (18), bouffi (19), surtout pendant l'action des causes qui rendent plus intense sa coloration bleuâtre.

6°. Il y a parfois des tintemens d'oreille (20).

7°. Les malades se plaignent souvent de céphalalgie (21). Cette douleur occupe le front (22),

---

(1) Obs. 4. (2) Obs. 10. (3) Obs. 14, 23, 36, 43, 44. (4) Obs. 14, 23, 35, 43, etc. (5) Obs. 36, 52. (6) Obs. 44. (7) Obs. 19, 35, 36. (8) Obs. 36. (9) Obs. 35. (10) Obs. 19, 26, 36. (11) Obs. 35. (12) Obs. 19, 23, 26, 52. (13) Obs. 21. (14) Obs. 35. (15) Obs. 21. (16) Obs. 35, 36. (17) Obs. 35. (18) Obs. 10, 14, 22, 36. (19) Obs. 18, 23, 41. (20) Obs. 26. (21) Obs. 2, 13, 26, 32. (22) Obs. 13.

les tempes (1), ou le sommet de la tête (2). Elle est compressive (3), gravative, pongitive (4), ou accompagnée de vertiges, etc. (5)

8°. Les facultés intellectuelles ont offert un certain développement (6). L'esprit est calme; le naturel est bon, paisible; les passions sont modérées (7). Souvent aussi l'état continuel de souffrance, et l'impossibilité de prendre part aux amusemens de leur âge, donnent aux enfans atteints de cette maladie une humeur chagrine, acariâtre (8), les rendent irascibles (9), tristes (10), pusillanimes (11).

9°. Le sommeil est, dans quelques circonstances, troublé par des mouvemens convulsifs (12); il est léger (13). Les malades ne peuvent ordinairement s'y livrer dans une position horizontale (14), ou étant couchés sur le côté gauche (15). Ils ont besoin d'avoir la tête élevée, et même le tronc assez redressé, pour rendre plus faciles les mouvemens du thorax.

10°. L'action musculaire manque d'éner-

---

(1) Obs. 13. (2) Obs. 2. (3) Obs. 2. (4) Obs. 13. (5) Obs. 36. (6) Obs. 28, 47, 50. (7) Obs. 14, 19, 28, 35. (8) Obs. 23, 38, 39, 44, 47, 51. (9) Obs. 20, 21, 47, 50. (10) Obs. 26, 39, 44, 47. (11) Obs. 36. (12) Obs. 14, 35. (13) Obs. 14, 44. (14) Obs. 14, 18, 19, 39, 40, 47. (15) Obs. 34, 36, 45.

gie (1). Les membres inférieurs sont surtout affaiblis (2). De là, la tendance au repos (3), la nonchalance (4), que l'on observe chez ces individus. Leur marche est lente (5), pénible (6), principalement lorsqu'elle a lieu sur un plan ascendant (7) : souvent elle est vacillante (8) : elle est bientôt suivie d'une fatigue profonde (9) : alors les forces manquent (10), et la suffocation devient imminente (11). Il survient parfois des mouvemens convulsifs (12) et des convulsions (13).

11°. L'appétit est généralement assez bon (14). Il n'y a point, relativement aux divers genres d'alimens, de préférence bien marquée de la part des malades (15) ; cependant ils choisissent ceux qui fatiguent le moins l'estomac, et qui cèdent le plus vite à son action. Les fruits, les végétaux ont été l'objet d'une prédilection spéciale (16). Les spiritueux produisent facilement l'ivresse (17), et deviennent très nuisibles (18).

---

(1) Obs. 1, 2, 3, 6, 14, 22, 23, 26, 29, 35, 36, 37, 38, 39, 41, 45, 47, 48, 55. (2) Obs. 38, 45, 52. (3) Obs. 39, 44, 51. (4) Obs. 13, 19, 51. (5) Obs. 3, 26, 39. (6) Obs. 2, 3, 6, 26, 27. (7) Obs. 7, 13, 44. (8) Obs. 26, 39, 49. (9) Obs. 2, etc. (10) Obs. 42, etc. (11) Obs. 14, 23. (12) Obs. 14, 28, 38. (13) Obs. 16, 25. (14) Obs. 2, 13, 14, 21, 26, 36, 37, 39, 44, 50. (15) Obs. 14, etc. (16) Obs. 23, 26. (17) Obs. 50. (18) D'après les observations de *Seiler*, voyez *Haaze*, pag. 30.

La soif est plus ou moins vive (1). La succion s'exerce souvent avec difficulté (2). La déglutition a été, dans quelques circonstances, très pénible (3). Parfois la chymification est laborieuse (4). Des nausées (5), des vomissemens (6) surviennent. Il y a de la constipation (7), ou bien de la diarrhée (8). Souvent les évacuations alvines sont naturelles (9).

12°. La respiration est rarement libre (10) : le plus communément elle est accélérée (11), difficile (12), gênée (13), laborieuse (14), haletante (15), irrégulière (16). Elle est accompagnée d'oppression plus ou moins forte (17), de menaces fréquentes de suffocation (18), de douleurs dans la poitrine (19), de cris (20), d'anxiétés (21), de soupirs (22), de bâillemens (23), de toux (24) sèche (25), ou suivie d'expectoration

(1) Obs. 14, 35, 37. (2) Obs. 4, 23, 27, 46. (3) Obs. 3, 21, 26. (4) Obs. 28, etc. (5) Obs. 32. (6) Obs. 50. (7) Obs. 14, 26. (8) Obs. 23, 44. (9) Obs. 12, 14, 32, 36, etc. (10) Elle l'est dans les observations 3, 9. (11) Observ. 20, 31, 33, 36, 39, 44, 49, 50. (12) Obs. 1, 10, 13, 14, 19, 20, 23, 24, 26, 29, 30, 35, 41, 46, 48, etc. (13) Obs. 6, 10, 14, 18, 21, 22, 24, 25, 26, 30, 34, 36, 37, 38, 39, 40, 41, 45, 51, 52. (14) Obs. 4, 10, 21, 26, 39. (15) Obs. 31. (16) Obs. 31, 36. (17) Obs. 10, 13, 22, 23, 28, 44, 45, 47. (18) Obs. 18, 47, 48, 52, 53. (19) Obs. 13, 35. (20) Obs. 39. (21) Obs. 2, 22, 26. (22) Obs. 39. (23) Obs. 35. (24) Obs. 2, 13, 14, 22, 23, 26, 34, 35, 36, 39, 44, 45, 50. (25) Obs. 23, 44, 50.

sanguinolente (1), purulente (2), ou simplement muqueuse.

Tous les efforts musculaires augmentent la dyspnée (3).

13°. La voix est faible. La gêne de la respiration s'oppose au libre exercice de la parole: plusieurs mots ne peuvent être articulés de suite, sans de fréquentes interruptions (4).

14°. Le cœur est agité de violentes palpitations (5). La main, placée sur la région de ce viscère, les sent avec facilité (6). On a pu les apercevoir (7), et même entendre le bruissement sourd (8), l'espèce de bouillonnement (9) qu'elles déterminent.

Il survient quelquefois des lipothymies (10).

15°. Le pouls est rarement naturel (11). Il est presque toujours faible (12), petit (13), mou (14); tantôt régulier (15), tantôt irrégulier (16), parfois intermittent (17). Il offre en général de la fréquence (18), et donne quatre-

---

(1) Obs. 2, 49. (2) Obs. 49. (3) Obs. 7, 19, 20, 23, 26, 36, 39, 45, 48. (4) Obs. 3, 19. (5) Obs. 2, 3, 4, 13, 14, 26, 28, 29, 31, 35, 36, 37, 38, 39, 44, 45, 46, 47, 48, 51, 52. (6) Obs. 3, 4, 18. (7) Obs. 2, 4, 23, 39. (8) Obs. 2, 18, 39, 47, 50. (9) Obs. 37. (10) Obs. 2, 28. (11) Obs. 28. (12) Obs. 3, 18, 26, 35, 40, 47. (13) Obs. 14, 18, 22, 24, 29, 44, 47, 52. (14) Obs. 26, 44, 47. (15) Obs. 18, 35, 44, 49. (16) Obs. 19, 26, 37, 47. (17) Obs. 26. (18) Obs. 3, 36, 44, 49.

vingts (1), quatre-vingt-dix (2), cent (3), cent vingt (4) pulsations par minute.

16°. Les veines dessinent leur trajet au dessous de la peau (5); elles deviennent variqueuses (6), surtout vers le cercle supérieur (7).

Le sang extrait par la saignée a paru noir, épais; la séparation du caillot ne s'est point faite (8).

17°. Les secrétions offrent peu de phénomènes constans ou remarquables. L'urine ne présente ordinairement aucune altération (9); elle est abondante (10), ou rare (11). Dans ce dernier cas, sa couleur est foncée (12).

La peau, tantôt est sèche (13), tantôt couverte de sueur (14).

18°. La chaleur offre à peu près constamment une diminution très marquée (15). Les malades éprouvent un froid habituel (16), surtout aux extrémités (17), en hiver (18), et même en été (19). Ils recherchent, dans toutes les saisons, les lieux chauds, les rayons du soleil (20),

---

(1) Obs. 14, 35. (2) Obs. 26. (3) Obs. 39. (4) Obs. 36. (5) Obs. 26. (6) Obs. 36. (7) Obs. 2, 36. (8) Obs. 2. (9) Obs. 12, 14, etc. (10) Obs. 18. (11) Obs. 36. (12) Obs. 36. (13) Obs. 2, 14, 37. (14) Obs. 26, 35, 36. (15) Obs. 24, 25, 26, 29, 32, 33, 34, etc. (16) Obs. 14, 35, 45, 47, 48, 51. (17) Obs. 7, 21, 26, 36, 43, 50. (18) Obs. 2, 7, 8, 9, 10. (19) Obs. 14, 47, etc. (20) Obs. 20, 26.

le feu des foyers (1). Ils perdent bientôt l'augmentation de chaleur qu'ils se sont artificiellement procurée (2). La température intérieure, d'après les expériences du docteur *Farre*, est plus élevée de deux degrés que celle de la surface (3). Elle a offert dans la main 98 degrés du thermomètre de Farenheit (environ 29 de celui de Réaumur, et 36 et demi du thermomètre centigrade), et 100 degrés (30 de Réaumur, 38 du centigrade), lorsqu'on a placé la boule de cet instrument sous la langue (4). M. *Tupper* l'a vu, dans un essai analogue, s'arrêter à 96 (28 $\frac{1}{3}$ Réaumur, 35 et demi centigrade) (5).

Lorsque la fièvre se manifeste, la chaleur augmente; c'est ce que prouvent les observations de *Nasse*. Le thermomètre de Réaumur marquait, dans la bouche, de 27 degrés et demi à 29, et dans la main, 12, lorsque le pouls donnait 66 à 78 battemens par minute. Dès que l'on en comptait de 96 à 105, le thermomètre s'élevait dans la main à 28 degrés et demi, et dans la bouche, de 29 à 30 (6).

19°. La nutrition présente dans ses progrès quelques particularités intéressantes.

---

(1) Obs. 14, 23, 26, etc. (2) Obs. 50. (3) Obs. 35. (4) Obs. 36. (5) Obs. 14. (6) Voy. *Tobler*, l. c. p. 21.

L'accroissement en longueur a paru, dans plusieurs circonstances, se faire avec régularité (1). La stature a parfois acquis des dimensions plus qu'ordinaires (2). D'autres fois on a vu le développement retardé (3), surtout vers le cercle inférieur (4). Ces individus semblent être délicats, faibles (5), conservent long-tems les apparences du premier âge (6). La tête est quelquefois volumineuse (7); on a trouvé les sutures du crâne encore ouvertes à six mois (8). La dentition s'opère avec lenteur (9). Le développement du thorax demeure incomplet (10), principalement dans sa partie supérieure (11), tandis que sa base s'élargit (12), ou que le sternum proémine (13). On a également observé que le diamètre vertical du thorax était diminué par le rapprochement des côtes (14). Les membres sont grèles (15), amaigris (16); les supérieurs ont acquis une longueur plus qu'ordinaire (17). Les doigts offrent une conformation digne de l'attention des observateurs. Ils sont

---

(1) Obs. 14, 26, 42, 49, 51. (2) Obs. 23, 38, 48. (3) Obs. 36, 39, 46, 47, 52. (4) Obs. 4. (5) Obs. 39, 42, 49. (6) Obs. 36. (7) Obs. 26. (8) Obs. 8. (9) Obs. 21, 23. (10) Obs. 26, 39. (11) Obs. 23, 26, 43. (12) Obs. 21, 23, 43. (13) Obs. 35, 45, 48. (14) *Seiler*. Voy. *Hein*, pag. 33. (15) Obs. 23, 26, 37, 39, 43. (16) Obs. 15, 16, 21, 23, 26, 35, 43, 47. (17) Obs. 40.

ordinairement longs (1), tuméfiés à leur dernière phalange (2); de sorte qu'ils présentent une extrémité renflée, arrondie. Les ongles sont longs (3), larges (4), épais (5) et recourbés (6). Leur couleur est violacée (7).

20°. Les organes génitaux ne se développent qu'avec lenteur. L'époque de la puberté a été le plus souvent retardée (8). La Cyanose n'a point empêché de concourir à l'acte de la reproduction; mais la constitution des enfans a porté le cachet de l'inertie et de la débilité (9).

PAROXYSMES.

Ce mot me servira, ainsi que celui d'accès, pour désigner l'exacerbation non fébrile des symptômes de la Cyanose, et l'état violent de spasme dans lequel tombent souvent les malades.

Ces accès ou paroxysmes sont ordinairement produits par des mouvemens rapides, des efforts (10), un trouble moral (11). Ils ont lieu après le repas (12), pendant le sommeil (13), ou

---

(1) Obs. 35. (2) Obs. 21, 23, 26, 35, 36, 45, 50. (3) Obs. 26. (4) Obs. 26, 35, 39. (5) Obs. 39. (6) Obs. 26, 39. (7) Obs. 23, 26, 50, etc. Voy. *Blech,* de Mutationibus unguium morbosis, *Berolini,* 1816, p. 19. (8) Obs. 3, 13, 36, etc. (9) Obs. 48. (10) Obs. 5, 20, 22, 26. (11) Obs. 5, 20, 26, 37, 38, 47, 51. (12) Obs. 21, 29. (13) Obs. 27.

au moment du réveil (1). Ils se manifestent subitement (2), ou s'annoncent par quelques indices, tels que des cris aigus (3), une oppression plus forte (4), une soif plus intense (5), ou l'apparition d'une tache rougeâtre sur le visage (6).

Leur retour est irrégulier, mais quelquefois périodique (7). Leur fréquence va tantôt en augmentant (8), tantôt en diminuant (9).

Ces accès se manifestent par une oppression considérable (10), une dyspnée qui peut faire craindre la suffocation (11). Les muscles du thorax sont dans un violent état de spasme (12). Les palpitations deviennent très fortes (13), ou bien les mouvemens du cœur se suspendent; une syncope a lieu (14); le malade semble plongé dans une faiblesse profonde (15), une insensibilité absolue (16), ou il paraît comme asphyxié (17). Le pouls est petit (18), irrégulier (19), intermittent (20), accéléré (21). Par-

(1) Obs. 21. (2) Obs. 27, etc. (3) Obs. 14, 16, 27, 29. (4) Obs. 5. (5) Obs. 37. (6) Obs. 21. (7) Obs. 2, 10, 16. (8) Obs. 21, 22. (9) Obs. 50. (10) Obs. 5, 10, 21, 22, 24, 26, 30, 37. (11) Obs. 18, 21, 26, 27, 37, 38, 51, 53. (12) Obs. 10. (13) Obs. 10, 18, 29, 37, 51, 52. (14) Obs. 2, 5, 20, 21, 28, 47. (15) Obs. 5, 21. (16) Obs. 5. (17) Obs. 20, 30. (18) Obs. 10. (19) Obs. 10. (20) Obs. 10, 37. (21) Obs. 37.

fois des convulsions sont excitées (1). La lividité des tégumens augmente (2), et dans quelques circonstances diminue (3). La peau se couvre d'une sueur froide et visqueuse (4). Les déjections alvines sortent involontairement (5). On a vu l'excrétion de l'urine suspendue (6).

La durée du paroxysme est plus ou moins longue : elle peut être de plusieurs heures (7). Il survient quelquefois des espèces de rémissions pendant le cours de l'accès (8). Sa cessation s'opère graduellement. Des sanglots ou des bâillemens (9) ont lieu, des soupirs se font entendre (10), des plaintes réitérées accusent la profonde et douloureuse lassitude dans laquelle se trouve le sujet (11).

VARIÉTÉS.

La Cyanose présente des variétés remarquables dans sa marche et son intensité.

Lorsqu'elle paraît dès la première époque de la vie, on observe les modifications de l'accroissement et de la nutrition que j'ai mentionnées.

---

(1) Obs. 16, 51, 52. (2) Obs. 5, 21, 22, 27, 37, 38, 51. (3) Obs. 21, 29, 51, 52. (4) Obs. 21, 22. (5) Obs. 37. (6) Obs. 50. (7) Obs. 16; cinq heures, obs. 10; trente-six heures, obs. 50. (8) Obs. 10. (9) Obs. 5. (10) Obs. 30. (11) Obs. 5.

Ces changemens n'ont pas lieu, si l'altération du cours du sang survient après l'enfance.

La maladie ne commence pas toujours de la même manière. Le premier symptôme qui se manifeste est souvent la lividité des tégumens (1). D'autres fois c'est la faiblesse musculaire (2), ou la gêne de la respiration (3).

Tantôt l'augmentation de la maladie s'opère lentement et par degrés (4); tantôt elle marche avec une effrayante rapidité (5).

La Cyanose ne semble souvent que modifier la constitution, la rendre faible et vicieuse (6). Elle permet alors au malade de se livrer à des occupations légères (7), de prendre une profession (8) : quelquefois elle laisse vivre longtems (9) : plus ordinairement elle offre une intensité redoutable (10), et devient promptement mortelle (11).

Les saisons exercent une influence marquée sur la marche de cette maladie, la gravité de

---

(1) Obs. 2, 20, 32, etc. (2) Obs. 22. (3) Obs. 26, 30. (4) Obs. 1, 2, 3, 6, 7, 13, 23, 28, 35, 36, 39, 45, 47, 48, 49, 52. (5) Obs. 40, 44. (6) Obs. 1, 7, 19, 22, 28, 35, 39, 45, 48, 52. (7) Obs. 28, 39. (8) D'imprimeur, obs. 22 ; de tailleur, Obs. 45; de sellier, obs. 48, etc. (9) Obs. 17, 22, 36, 45, 48, 52. (10) Obs. 2, 3, 5, 6, 11, 13, 14, 16, 20, 21, 23, 26, 32, 36, 37, 47, 50. (11) Obs. 4, 8, 9, 10, 11, 12, 15, 18, 24, 25, 27, 29, 30, 31, 33, 46, 53.

ses symptômes, la fréquence des accès. L'hiver est en général nuisible (1); l'oppression, la lividité, sont alors plus intenses; l'inertie, la difficulté de se réchauffer augmentent. Au printems, en été, les malades se trouvent mieux (2); mais la chaleur extrême leur est presque aussi insupportable que le froid rigoureux (3); elle rend très pénible la gêne de la respiration. Les paroxysmes se rapprochent en automne (4), et l'on voit se préparer l'état alarmant que les tems humides et froids font reparaître.

On n'a point observé d'effets constans de la part des diverses périodes de la révolution diurne. Les malades ont souffert davantage, et éprouvé des accès plus intenses ou plus fréquens, tantôt pendant le jour (5), tantôt pendant la nuit (6). Toutefois ils sont généralement mieux avant qu'après midi (7).

COMPLICATIONS.

Diverses maladies peuvent se développer chez les individus atteints de Cyanose. On a vu se manifester des phlegmasies cutanées, telles que

---

(1) Obs. 2, 3, 14, 23, 26, 32. (2) Obs. 50. (3) Obs. 23. (4) Obs. 2. (5) Obs. 10, 26, 38. (6) Obs. 14, 27, 30, 50. (7) *Haaze*, l. c. p. 18.

la variole (1), la varicelle (2), la rougeole (3), la scarlatine (4); diverses inflammations parenchymateuses, comme celles du cerveau (5), des poumons (6). On a observé la pleurésie (7), le croup (8), la dysenterie (9). Des hémorrhagies ont eu lieu fréquemment, et ont en général été difficilement arrêtées. On a surtout remarqué l'épistaxis (10), l'hémoptysie (11). Des hydropisies sont survenues, telles que l'hydrocéphale chronique (12), l'hydrothorax (13), l'ascite (14), l'hydrocèle (15), l'œdème (16), la diarrhée (17), les fièvres intermittentes (18), les affections vermineuses (19), les scrophules (20), se sont également montrées. Un enfant est né avec un ictère (21); un homme est mort avec un calcul vésical (22).

Ces diverses maladies doivent être rangées en

---

(1) Obs. 2, 13, 22, 26, 42. (2) Obs. 2. (3) Obs. 2, 26, 42. (4) Obs. 26. (5) Obs. 32, 52. (6) Obs. 44, 48. (7) Obs. 44. (8) Obs. 47. (9) Obs. 6, 45. (10) Obs. 20, 26, 52. (11) Obs. 26, 39, 44, 45. (12) Obs. 26. (13) *Tobler*, pag. 9. (14) Obs. 23, 44. (15) Obs. 23. (16) Obs. 21, 22, 44, 46. (17) Obs. 23. (18) Obs. 45.

(19) Obs. 21, etc. M. le docteur *Ratheau* m'a fait part d'une observation recueillie, à l'hospice clinique de la faculté, sur une jeune fille âgée de seize ans, qui offrait les symptômes les plus évidens de la Cyanose, et qui était en outre tourmentée par la présence d'un tœnia dans le canal intestinal.

(20) Obs. 26. (21) Obs. 30. (22) Obs. 19.

deux classes : dans l'une se trouvent celles que l'on ne doit considérer que comme de simples coïncidences; dans l'autre se placent celles qui sont des effets ou des suites de la Cyanose.

On remarque que la maladie constitutionnelle influe d'une manière assez marquée sur les premières. Ainsi le froid, dans les fièvres intermittentes, a été le stade le plus long; la chaleur, dans les phlegmasies, a été peu développée, si ce n'est dans quelques cas assez rares (1). On a observé, dans la marche de ces maladies, une lenteur remarquable, une diminution rapide des forces, une tendance manifeste à la gangrène (2).

Les affections consécutives ou symptomatiques, telles que les hémorrhagies, les hydropisies, les flux de ventre, etc. sont ordinairement survenues vers les derniers tems de la vie; elles se sont montrées rebelles aux moyens employés pour les combattre; elles ont ajouté à la somme des maux soufferts par les malades, et ont accéléré leur mort.

TERMINAISONS.

La Cyanose semble n'être susceptible que d'un

(1) Obs. 32. (2) Obs. 33, 36.

mode funeste de terminaison. Les désordres organiques qui la déterminent sont ordinairement si graves, que l'on ne saurait en espérer la diminution. Mais qui peut calculer les ressources de la nature?

Dans l'observation 28e, la maladie s'améliore sous l'influence de la puberté. Elle présente, dans l'observation 37e, un amoindrissement qui fait croire à la guérison. Chez le sujet de la 45e, à la suite d'une hémoptysie très abondante, on voit la couleur bleue des tégumens disparaître, la respiration devenir plus libre, et la santé se rétablir, du moins en apparence. Ainsi la Cyanose peut offrir un successif décroissement, une sorte de retour vers l'état de santé.

Mais c'est le plus ordinairement vers une fâcheuse issue que tend cette grave maladie. La mort a souvent été déterminée par des affections accidentelles, survenues pendant son cours. Une fièvre insidieuse (1), l'apoplexie (2), une lésion cérébrale (3), la variole (4), la dysenterie (5), le croup (6), l'hémoptysie (7), la péripneumonie (8), la phthisie pulmonaire (9), ont décidé cette fatale terminaison.

Lorsque la maladie bleue parvient à son der-

(1) Obs. 28. (2) Obs. 48. (3) Obs. 34. (4) Obs. 52. (5) Obs. 6. (6) Obs. 47. (7) Obs. 35. (8) Obs. 3. (9) Obs. 45.

nier période, la faiblesse fait des progrès rapides; les membres deviennent plus livides et plus froids; l'œdème s'étend; le corps se couvre de sueurs froides et visqueuses; des douleurs se font ressentir en divers points; les anxiétés augmentent; la respiration s'embarrasse de plus en plus; le pouls devient petit, faible, à peine perceptible; des convulsions, des syncopes ont lieu; la mort arrive subitement (1), ou après une agonie de plusieurs heures (2).

La mort est survenue à un âge plus ou moins avancé, selon la grandeur des altérations organiques et le trouble plus ou moins considérable des fonctions. Elle a eu lieu douze (3), soixante-dix-neuf (4) heures après la naissance; à sept (5), dix (6), treize (7), dix-huit (8) jours; à un (9), deux (10), trois (11), cinq (12), dix (13) mois; à un (14), deux (15), trois (16), quatre (17), cinq (18), six (19), huit (20), neuf (21), onze (22), douze (23), treize (24), quatorze (25), quinze (26),

(1) Obs. 10, 19, 20, 37, etc. (2) Obs. 23, etc. (3) Obs. 41. (4) Obs. 29. (5) Obs. 12, 25. (6) Obs. 15. (7) Obs. 4. (8) Obs. 30. (9) Obs. 33. Six semaines, obs. 53. (10) Obs. 9, 24. (11) Obs. 46. (12) Obs. 27, 34. (13) Obs. 8, 10. (14) Obs. 16. (15) Obs. 11. (16) Obs. 21. (17) Obs. 38. (18) Obs. 50. (19) Obs. 37, 47. (20) Obs. 5. (21) Obs. 23, 26, 32, 51. (22) Obs. 7, 20. (23) Obs. 18. (24) Obs. 2, 6, 14. (25) Obs. 35. (26) Obs. 3, 44.

seize (1), dix-sept (2), dix-huit (3), vingt-un (4), vingt-deux (5), vingt-neuf (6), trente-quatre (7), quarante-un (8), quarante-deux (9), quarante-six (10) et cinquante-sept ans (11).

Cette terminaison s'est effectuée presque aussi souvent en été (12) qu'en hiver (13). Elle a eu lieu quelquefois au printems (14). On ne rapporte point d'exemple dans lequel elle soit survenue en automne.

ANATOMIE PATHOLOGIQUE.

Les altérations organiques trouvées après la mort sont nombreuses. Je m'occuperai d'abord de celles qu'ont présentées le cœur et les gros vaisseaux; puis je mentionnerai l'état des autres parties du corps.

Les lésions pour ainsi dire essentielles sont les altérations, les changemens dans la forme du cœur, dans la disposition de ses cavités, dans l'origine des principaux troncs vasculaires, d'où résulte le passage du sang noir dans les canaux destinés à ne distribuer que du sang rouge.

---

(1) Obs. 1, 39, 42. (2) Obs. 13. (3) Obs. 28, 49. (4) Obs. 45. (5) Obs. 36. (6) Obs. 17. (7) Obs. 48. (8) Obs. 19. (9) Obs. 22. (10) Obs. 40. (11) Obs. 52. (12) Obs. 3, 14, 21, 22, 35, 39, 44, 46. (13) Obs. 16, 23, 27, 36, 45, 48, 49. (14) Obs. 2, 10, 18, 20, 26, 50, 51.

Hein divise, d'après le docteur *Meckel*, ces lésions en celles qui sont relatives à la quantité, et en celles qui portent sur la qualité *(deformationes quantitativæ* et *qualitativæ)*. Les unes ont pour objet le nombre augmenté ou diminué des cavités, des troncs vasculaires, etc.; les autres concernent la disposition, la conformation viciée de ces mêmes parties. Je n'ai pu découvri l'utilité de cette distinction. J'exposerai les altérations organiques, dont je vais offrir le tableau succinct, selon l'ordre de leur gravité.

1°. L'une des plus simples est la conservation (1) ou le rétablissement (2) du trou de botal ou interoriculaire. Avec ce défaut de séparation complète des deux oreillettes, a coïncidé presque toujours, ou l'épaississement des parois du ventricule droit (3), ou quelque obstacle au passage

---

(1) Obs. 1, 3, 7, 28, 40, 43, 44, 48, 50, 52. Le célèbre *Prochasku*, médecin à Vienne en Autriche, envoya en 1807, à l'École de Médecine de Paris, l'histoire de l'ouverture du corps de l'archiduc Joseph, chez lequel on trouva une communication des cavités droites et gauches du cœur, et qui avait offert pendant tout le cours de sa vie les phénomènes de la maladie bleue. Voy. *Bulletin de l'École de Médecine de Paris*, 1807, p. 153.—Une fille mentionnée par *Tobler*, et morte d'hydrothorax, avec les symptômes de la Cyanose, offrit aussi une perforation de la cloison des oreillettes. l. c. p. 9.

(2) Obs. 3, 44, 48. (3) Obs. 28, 40.

du sang, soit dans ce ventricule (1), soit dans l'artère pulmonaire (2). De ces dispositions particulières et morbides, résultent nécessairement la déviation du fluide veineux vers l'oreillette gauche, et son mélange avec le sang artériel.

2°. On a vu le trou ovale et le canal artériel ou pulmo-aortique conservés (3). La circulation devait être, dans la plupart des cas, fort analogue à celle du fœtus. Elle en différait néanmoins, lorsque l'artère pulmonaire, oblitérée à son origine, ne recevait le sang que de l'aorte, par le canal artériel (4).

3°. La cloison qui sépare les ventricules a souvent offert une perforation plus ou moins large. Dans l'un des exemples de cette lésion, le sang s'introduisait du ventricule gauche dans le droit; l'artère pulmonaire très dilatée le recevait, mais

---

(1) Obs. 44. (2) Obs. 1, 3, 48, 50.

(3) Obs. 4, 8, 13, 17, 22, 30, 53. Cette altération organique a été observée par *Seiler*, chez un homme mort à l'âge de vingt-neuf ans. Voy. *Hein, Tabula deformationum deform. quantitativæ*, n°. 29.

(4) Obs. 4, 52. Tel était aussi l'exemple rapporté par *Schuler* : Un enfant mort au commencement du troisième mois, après avoir offert une Cyanose prononcée, présenta le trou de botal et le canal artériel conservés. L'orifice de l'artère pulmonaire était presque entièrement oblitéré par le rapprochement et l'adhérence réciproque des valvules semi-lunaires. Voy. *Hein*.

immédiatement après en transmettait une partie à l'aorte par le moyen du canal artériel (1). Le mélange des sangs rouge et noir avait lieu, mais était peu considérable.

4°. Le plus communément, l'ouverture du septum des ventricules a favorisé le passage du sang de droite à gauche (2). Cette direction n'était cependant que probable dans certains cas (3).

La perforation de la cloison interventriculaire est plus ou moins large; elle est quelquefois si considérable, que les deux ventricules semblent n'en faire qu'un (4); elle est ordinairement pla-

---

(1) Ob. 19. (2) Obs. 2, 5, 6, 10, 11, 14, 16, 20, 21, 23, 25, 26, 27, 32, 33, 35, 37, 38, 39, 41, 42, 45, 47, 49, 51. (3) Obs. 18.

(4) Obs. 5, 39. J. *Lanzoni* a donné l'observation fort peu détaillée d'un citoyen de Ferrare, âgé de trente-un ans, tourmenté de palpitations, qui mourut en syncope, et dont le cœur volumineux n'avait qu'un seul ventricule. *Ephem. nat. cur. dec.* II *ann.* 9. 1690. Obs. 44. — *Pozzis* a vu, chez un homme de 27 ans, les deux ventricules réduits à une seule cavité, et contenant seize onces de sang. Voy. *Senac, de la Structure du Cœur,* tom. II, pag. 404. — *Chemineau* présenta en 1699, à l'académie royale des Sciences, un cœur qui n'avait que trois cavités; l'une d'elles recevait le sang des veines caves; une deuxième, celui des veines pulmonaires: de la troisième partaient les artères aorte et pulmonaire. — M. *Lawrence* conserve une pièce dans laquelle les deux oreillettes communiquant ensemble, s'ouvrent, par un orifice commun, dans un ventricule d'où sortent à côté l'un de l'autre les deux principaux troncs artériels. Voy. *Farre,* l. c. pag. 30. — *Tiedemann* a ob-

cée vers la base du cœur, et disposée de telle sorte, que l'artère aorte reçoit le sang du ventricule droit comme du gauche (1). A cette altération se joignent la conservation du trou de botal (2), celle du canal artériel (3), ou la persistance de ces deux voies de communication (4), ainsi que le rétrécissement (5) ou même l'oblitération (6) de l'artère pulmonaire.

5°. Dans l'une des observations rapportées, les deux oreillettes, imparfaitement séparées, s'ouvraient dans le ventricule droit ; celui-ci, fort large, communiquait librement avec le gauche, lequel, étroit et sans orifice oriculaire, offrait l'origine de l'aorte (7).

6°. Dans un autre cas, les artères aorte et pulmonaire tiraient leur origine du ventricule gauche ; le droit était presque effacé ; la cloison interoriculaire était perforée (8).

---

servé, chez un enfant de onze ans, une disposition analogue. Voy. *Hein Tabula*, etc. n°. 5.

(1) Obs. 6, 11, 32, 42, 47, 49, 51. (2) Obs. 2, 10, 14, 16, 20, 21, 23, 26, 35, 37, 38, 45. (3) Obs. 33. (4) Obs. 25, 27, 41. Voyez aussi le troisième cas rapporté par *Hunter, Med. obs. and inq.*, tom. VI, pag. 303. (5) Obs. 2, 5, 6, 10, 11, 20, 21, 23, 26, 32, 35, 37, 38, 39, 45, 47. (6) Obs. 25, 27, 33. (7) Obs. 36. (8) Obs. 46. Le cœur d'un enfant monstrueux, montré par *Méry*, en 1700, à l'académie royale des Sciences, offrait une structure analogue.

7°. Voici une autre disposition non moins remarquable : le trou de botal était conservé ; l'aorte se terminait, après avoir fourni les troncs céphaliques et brachiaux ; l'artère pulmonaire, recevant le sang des deux ventricules, formait l'aorte descendante (1).

8°. On a observé une transposition telle des gros troncs artériels, que l'aorte naissait du ventricule droit, et l'artère pulmonaire du gauche, avec conservation du trou interoriculaire et du canal pulmo-aortique (2), ou de ce dernier seulement (3).

9°. Enfin, le vice de conformation le plus extraordinaire est celui dans lequel le cœur n'était composé que d'une oreillette et d'un ventricule. Un seul tronc, émané de ce dernier, fournissait les artères aorte et pulmonaires (4).

Avec ces diverses aberrations de la forme intérieure du cœur, coïncidaient des changemens

(1) Obs. 31. Je mentionnerai ailleurs quelques exemples qui ont avec celui-ci une certaine analogie.

(2) Obs. 9, 34. (3) Obs. 24.

(4) Obs. 12, 15, 29. On lit dans les bulletins de la Société de l'École de Médecine de Paris (1809, n°. VI), la description donnée par *Legallois*, du cœur d'un lapin, dans lequel la cloison des ventricules était remplacée par un simple pilier, et dans lequel les artères pulmonaires provenaient d'une branche de de l'aorte.

en quelque sorte accessoires dans la conformation, la texture, soit de ce viscère, soit des autres parties du corps.

Le cœur a paru le plus ordinairement volumineux (1), plein de sang (2), surtout dans ses cavités droites (3); sa forme, parfois régulière (4), a offert quelques altérations. On l'a vu cuboïde (5), sphéroïde (6), arrondi vers son sommet (7), et dirigé presque transversalement (8).

L'oreillette droite est communément dilatée (9), ainsi que le ventricule du même côté (10), dont la cavité a toutefois paru rétrécie dans quelques circonstances (11). Les parois de l'oreillette (12), surtout celles du ventricule (13), ont offert un épaississement plus ou moins considérable.

On a trouvé l'orifice auriculo-ventriculaire rétréci (14), la valvule tricuspide altérée (15), endurcie (16), volumineuse (17).

---

(1) Obs. 2, 10, 13, 17, 18, 20, 23, 27, 28, 31, 35, 39, 43, 44, 45, 46, 48, 51, 52. (2) Obs. 2, 13, 17, 19, 27, 28, 29, 41, 42, 45, 48. Ce sang est en général très fluide, peu chargé de fibrine. Obs. 2, 3, 8, 13, 28, 35, 36, 38, 48. (3) Obs. 2, 35, 50, 51. (4) Obs. 6, 14, 26, 30. (5) Obs. 3, 16. (6) Obs. 53. (7) Obs. 1, 26. (8) Obs. 21, 23, 37, 45. (9) Obs. 18, 19, 20, 21, 23, 24, 33, 35, 43, 44, 45, 51, 52. (10) Obs. 33, 37, 41, 48, 51. (11) Obs. 21, 44, 52, 53. (12) Obs. 1, 41, 51. (13) Obs. 18, 21, 26, 28, 35, 37, 41, 51, 52, 53. (14) Obs. 44, 52. (15) Obs. 1. (16) Obs. 23, 26. (17) Obs. 50.

Les valvules sigmoïdes de l'artère pulmonaire, quelquefois au nombre de deux seulement (1), ont souvent été réunies, adhérentes par leurs bords (2), cartilagineuses (3), osseuses (4), ou recouvertes de végétations charnues (5).

Très fréquemment l'artère pulmonaire a été plus ou moins rétrécie (6), surtout vers son origine (7); on l'a vue oblitérée (8) : alors ses branches recevaient le sang par le moyen du canal artériel. Ses parois sont le plus souvent minces et faibles (9).

Les cavités gauches du cœur ont présenté moins de capacité que les droites (10). L'oreillette a paru petite, peu spacieuse (11). Le ventricule étroit (12), et moins épais qu'à l'ordinaire (13), ressemblait à son congenère (14). Sur les bords de la valvule mitrale ou bicuspide se trouvaient des points endurcis (15) ou ossifiés (16).

L'aorte est souvent dilatée (17). Les vaisseaux

---

(1) Obs. 2, 20, 23. (2) Obs. 1, 2, 3, 26, 32, 39, 40, 44, 52. (3) Obs. 1, 26. (4) Obs. 17, 48. (5) Obs. 1, 2, 36. (6) Obs. 2, 3, 5, 6, 16, 17, 21, 23, 26, 35, 37, 38, 39, 45, 47, 50. (7) Obs. 10, 11, 20, 26. (8) Obs. 4, 25, 27, 33, 52. (9) Obs. 20, 21, 26, 27, 45. (10) Obs. 11, 50, 51. (11) Obs. 2, 6, 11, 21, 23, 35, 37, 45, 50. (12) Obs. 35. (13) Obs. 28. (14) Obs. 1, 3. (15) Obs. 23. (16) Obs. 26. (17) Obs. 2, 10, 11, 17, 21, 23, 26, 33, 35, 39, 43, 45.

en général (1), et spécialement les veines (2), sont remplis de sang.

Les vaisseaux cardiaques sont presque toujours très injectés (3).

Diverses aberrations dans la disposition des principaux vaisseaux artériels (4) ou veineux ont été notées. La plus remarquable était l'existence de deux veines caves supérieures, et la terminaison de l'une d'elles dans l'oreillette gauche (5).

On a rencontré plus ou moins de sérosité dans le péricarde (6), dans les plèvres (7) : celles-ci ont présenté des adhérences plus ou moins étendues (8).

Les poumons ont été rarement volumineux (9), plus souvent petits, affaissés (10). Leur tissu n'a fréquemment offert aucune altération (11); d'au-

---

(1) Obs. 2, 3, 4, 13, 38, 39. (2) Obs. 13, 28, 36. (3) Obs. 4, 10, 20, 45. (4) Obs. 10, 20, 21.

(5) Obs. 16. *Winslow* donna connaissance à *Sylva* d'une anastomose qu'il avait rencontrée entre la veine cave supérieure et la veine pulmonaire supérieure droite. Voy. *De l'usage de la Saignée*, tom. II, pag. 126, et *Mémoires de l'Académie Royale des Sciences*, 1739, pag. 113.

(6) Obs. 6, 22, 23, 26, 39, 44, 45, 46, 49. (7) Obs. 14, 22, 23, 46, 48. (8) Obs. 13, 23, 28, 35, 36, 37, 40, 45, 48, 49. (9) Obs. 12. (10) Obs. 2, 3, 6, 14, 23, 37, 39, 43, 48. (11) Obs. 2, 6, 13, 18, 21, 22, 28, 30, 34, 36, 37, 38.

tres fois il s'est montré tuberculeux (1), suppurant (2), etc.

Le thymus a conservé, même après la première enfance, un volume plus qu'ordinaire (3); ses vaisseaux étaient très développés (4).

Les sinus de la dure-mère, ainsi que les vaisseaux de la pie-mère et de l'encéphale, ont paru pleins de sang (5). On n'a quelquefois distingué qu'avec peine la substance médullaire, de la substance corticale du cerveau (6).

Les viscères abdominaux ont offert une couleur livide, noirâtre, à cause de l'injection de leurs vaisseaux (7).

On a trouvé un épanchement séreux dans le péritoine (8); l'épiploon dépourvu (9) ou chargé (10) de graisse; l'estomac plus (11) ou

---

(1) Obs. 23, 35, 45, 49.

(2) Obs. 26, 45. Le docteur *Jacobson* a vu dans un sujet dont l'aorte recevait le sang des deux ventricules, et dont l'artère pulmonaire était fort étroite, les artères bronchiques, au nombre de trois de chaque côté, présenter une capacité extraordinaire, et les artères du péricarde envoyer un rameau à chaque poumon. Voyez *Hein*, tab. 46.

(3) Obs. 2, 20, 37. Son volume primitif était aussi très considérable, obs. 12.

(4) Obs. 46. (5) Obs. 26, 28, 44, 48, 51. (6) Obs. 20, 26, 48. (7) Obs. 6, 17, 20, 23, 26, 28, 35, 36, 37, 38, 40, 43, 44, 45, 48. (8) Obs. 23. (9) Obs. 26. (10) Obs. 3, 6, 28. (11) Obs. 3, 6.

moins (1) ample ; quelques rétrécissemens dans le tube intestinal (2); des tubercules dans le mésentère (3) et le pancréas (4) ; la rate petite (5) ou développée (6) ; en général le foie volumineux (7), et sa vésicule pleine de bile (8).

Les membres étaient grêles (9), amaigris (10); les muscles peu prononcés (11), poisseux (12); les os minces (13).

Les dernières phalanges (phalangettes) ont semblé plus développées qu'à l'ordinaire. Le tissu cellulaire assez dense, qui soutient l'ongle, était épais et parsemé d'un grand nombre de vaisseaux (14), d'où résultaient la forme et la couleur des doigts signalées précédemment.

Enfin, les tégumens communs présentaient, même après la mort, une teinte livide (15), moins foncée, il est vrai, que pendant la vie (16). On a remarqué des ecchymoses (17), des taches brunes (18) répandues sur divers points de la surface du corps.

---

(1) Obs. 23. (2) Obs. 14, 23. (3) Obs. 26. (4) Obs. 26. (5) Obs. 14. (6) Obs. 36. (7) Obs. 3, 13, 14, 23, 26, 43, 44, 45, 46. (8) Obs. 6, 26, 28, 45. (9) Obs. 26, 28, 36. (10) Obs. 13, 23, 26, 28, 44, 45. Il y avait beaucoup de graisse chez le sujet de l'observation 6e. (11) Obs. 21. (12) Obs. 28. (13) Obs. 26, 39. (14) Obs. 39, 45. (15) Obs. 3, 13, 20, 21, 26, 38, 39. (16) Obs. 2, 28, 36, 39, 48. (17) Obs. 21, 23, 39, 43. (18) Obs. 28, 39.

PHYSIOLOGIE PATHOLOGIQUE.

Je viens de tracer, d'après un rapprochement exact des faits, l'histoire de la Cyanose. Je me propose maintenant de présenter quelques considérations générales sur cette maladie, d'examiner son mode de production, l'influence qu'elle exerce sur les fonctions, les propriétés vitales, etc.

1°. Toute communication entre les cavités droites et gauches du cœur n'est pas inévitablement suivie du passage du sang noir dans les voies affectées au sang rouge.

Les observateurs ont recueilli de nombreux exemples de conservation du trou interoriculaire chez des individus âgés de vingt (1), vingt-deux (2), vingt-quatre (3), vingt-cinq (4), trente (5),

---

(1) *Guillelm. Widmann*, Ephem. Nat. Cur. cent. VI, obs. 91. — *Littre*, Hist. de l'Acad. des Sciences, 1700, pag. 40. — *Rœderer*, de Suffocatis, pag. 3.

(2) *Adam Brendel*, Eph. Nat. Cur. cent. III, IV, observ. 166. — *Claud. Amyand*, Philos. Transactions, n°. 439, pag. 172.

(3) *Sandifort*, Museum Anatomicum, obs. 103, tom. I, p. 104.

(4) *Rœderer*, pag. 5. — Dom. *de Marchetti*, Anatomia, p. 126.

(5) *Aubert*, Mém. de l'Acad. Royale des Sciences, 1740, obs. an. 2. Acta Academiæ Cæs. Reg. Joseph. medico-chirurgicæ Vindobonensis, tom. I, pag. 253.

quarante (1), cinquante (2), soixante (3), quatre-vingts (4) ans, sans qu'il y ait eu, pendant la vie, d'indices de Cyanose (5); il est aussi quelques

(1) *Littre*, Mém de l'Académie des Sciences, 1701, pag. 36. — *Morgagni*, Adversaria v, Animadvers. xvi. — *Leveling*, Observationes Anatomicæ rariores, pag. 2. — *Beinl*, Acta Acad. Vindobonens. tom. 1, pag. 252. — *Hagstroem*, Nova Acta Acad. R. S. Suecicæ, tom. vii, pag. 48. — *Hein*, l. c. pag. 13. — M. *Laennec* me fit voir, en 1814, le cœur d'un homme de quarante ans, qui n'avait point eu la Cyanose, et dont cependant le trou de botal, de forme à peu près triangulaire, était assez large pour admettre l'extrémité du doigt indicateur.

(2) *Hunault*, Acad. des Sciences, 1735. — Obs. Anat. n°. 5. — Philosoph. Transact. n°. 472, pag. 40. — *Lungstaff*. V. *Farre*, l. c. pag. 8.

(3) *Meckel*, Journal complém. du Dictionnaire des Sciences médicales, tom. iii, pag. 234.

(4) *John Green*, Philos. Transact. n°. 454, p. 166. — M. *Foderé*, Physiologie positive, tom. 1, pag. 151.

(5) D'autres exemples sont cités par *Albinus*, Academicarum Annotationum, lib. I, cap. ix, pag. 34. — *Kaaw-Boerhaave*, Impetum faciens, pag. 471. — *Bianchi*, de Naturali in corpore humano vitiosa morbosaque generatione historia, 1741, pars 1, pag. 39. — *Rœderer*, de Suffocatis saturam, pag. 4. — *Sandifort*, Exercitationes Academicæ, lib. ii, pag. 75. — *Alibert*, Nosologie naturelle, tom. 1, pag. 344. — *Bouillaud*, nouv. Journal de Médecine, tom. vi, pag. 344. — Il y a, dans les cabinets de la Faculté, une pièce pathologique en cire, n°. 137, qui représente un cœur dont le trou de botal a un pouce et demi de diamètre. M. le professeur *Dupuytren*, qui l'a fait préparer, m'a dit que l'individu auquel ce cœur appartenait, n'avait éprouvé qu'un trouble léger dans la circulation, et non une maladie bleue. J'ai

exemples de persistance du canal pulmo-aortique, long-tems après la naissance, sans trouble de la circulation (1).

L'explication de ces faits a été donnée par MM. les professeurs *Corvisart* (2) et *Richerand* (3). Je l'ai exposée dans ma dissertation (4); elle a été reproduite par M. *Jules Cloquet* (5). Les oreillettes, puis les ventricules du cœur se contractent en même tems. S'ils possèdent une force égale, et si les ouvertures dans lesquelles le sang

---

vu le trou interoriculaire conservé dans le cœur de trois adultes. J'ai observé plusieurs fois les diverses sortes de conduits obliques décrits par *Lecat* (Philos. Trans. n°. 460, pag. 681), indiqués aussi par *Morgagni* (Advers. IV, V), *Cowper* (Myotomia reformata), *Haller* (Opera minora, pag. 46), *Sœmmering* (de Corp. hum. fabricâ, tom. V, pag. 14), etc., occupant ordinairement la partie supérieure de la fosse ovale; pertuis résultant de l'adhérence imparfaite de la valvule du trou de botal au bord de cette ouverture, qu'elle était destinée à fermer complètement.

(1) *Thom. Bartholin*, Histor. anatom. rar. cent. 1, 2; Hist. 46. — Ephemer. Nat. Cur. cent. III et IV, obs. 166, *A. Brendel.* — *J. Salzmann*, de Urinatoribus, n°. 20; de Circul. sanguinis in fœtu, n°. 26. — *Haller*, Elem. Physiol. lib. XXX, tom. VIII, pag. 10. — M. *Foderé* a trouvé, en 1801, ce canal ouvert dans le cadavre d'une fille âgée de treize ans. (Physiologie positive, tom. I, pag. 216).

(2) Essai sur les Maladies organiques du cœur, pag. 299.

(3) Élémens de Physiologie, tom. II, pag. 452.

(4) Pag. 65.

(5) Nouveau Journal de Médecine, etc. 1819, t. VI, not. p. 227.

doit s'introduire, ne présentent de part et d'autre aucun obstacle à son trajet, ce liquide ne se dévie ni d'un côté ni de l'autre; un équilibre parfait règne entre les deux colonnes sanguines; elles s'opposent une résistance égale, et chacune suit le cours qui lui est naturellement assigné.

Les sujets chez lesquels le trou de botal ou le canal artériel ne sont pas oblitérés, peuvent donc vivre sans être atteints de maladie bleue, bien qu'ils en portent une évidente prédisposition.

2°. Des perforations plus ou moins considérables de la cloison des oreillettes ou du septum des ventricules, loin de produire la Cyanose, ont permis une déviation du cours du sang, opposée à celle d'où résulte cette affection.

M. *Lemaire* observa chez une femme âgée de trente ans, une très large ouverture interoriculaire; il vit de plus la veine cave inférieure s'ouvrir dans l'oreillette gauche (1). Cette aberration de structure semblait devoir entraîner la coloration bleue; mais l'aorte étant rétrécie, et l'artère pulmonaire dilatée, c'était vers celle-ci que le sang affluait; de sorte qu'il traversait de gauche à droite le trou de botal amplifié.

---

(1) Bulletin des Sciences médicales, tom. v, pag. 15.

M. *Delondre* a rapporté un exemple presque analogue. Le septum des ventricules présentait une ouverture, en vertu de laquelle le sang passait des cavités gauches dans les droites. Aussi le ventricule droit était-il dilaté et fort mince, tandis que le gauche était contracté et fort épais (1).

Le résultat de ces lésions organiques était donc inverse de celui qui constitue la maladie bleue.

3°. Il est des vices d'organisation du cœur ou des gros vaisseaux, qui paraîtraient devoir immédiatement occasioner la Cyanose, et qui néanmoins semblent, pendant un tems plus ou moins long, ne diminuer que faiblement la régularité de la circulation.

Ainsi chez plusieurs sujets, dont l'aorte naissait des deux ventricules, la maladie bleue ne s'est entièrement caractérisée qu'à l'âge de trois (2) et quatre (3) ans.

Comment expliquer cette tardive apparition? Le sang veineux ne devait-il pas se mêler au sang artériel? Existerait-il, dans les premiers tems de la vie, quelque obstacle à ce mélange?

---

(1) Journal général de Médecine, tom. IX, pag. 38.

(2) Obs. 37, 51.

(3) Obs. 45.

Je ne le pense pas. Je croirais volontiers que, chez les enfans nouvellement nés, les deux sangs diffèrent moins qu'à un âge plus avancé. Les premières inspirations produisent dans l'organisme une stimulation générale. De suite une coloration brillante se répand sur les tégumens; le cœur et les vaisseaux sont vivement excités; la circulation du sang est rapide; et, de cette activité, de cette vélocité du cours de ce fluide, résultent, d'une part, des pertes moins considérables des principes vivifians dans le système capillaire général, et, de l'autre, une réparation plus prompte dans le système capillaire des poumons. Il ne doit par conséquent y avoir à cet âge qu'une faible différence entre les fluides artériel et veineux. Dès lors le passage de celui-ci dans les routes destinées à celui-là, n'entraîne point les effets ordinaires de cette déviation. C'est ainsi que l'enfant de l'observation 12e ne parut livide que le jour de sa naissance et celui de sa mort, malgré la singulière altération de ses organes : il n'offrit sans doute cette coloration passagère que dans les momens où la respiration fut suspendue ou affaiblie. Un autre individu mort à six semaines, et chez lequel MM. *Breschet* et *Meckel* trouvèrent le cœur uniloculaire, n'offrit point les phénomènes de la

Cyanose (1), probablement par un semblable motif.

Cette maladie, il est vrai, s'est souvent montrée, dès l'instant de la naissance, avec toute son intensité. D'où dépendait alors la coloration bleue, violette et même noirâtre, qui couvrait les tégumens et les membranes muqueuses? Elle provenait de ce que, chez ces sujets, l'action de l'air sur le sang, dans les poumons, était incomplète, imparfaite, presque nulle. Dans la plupart de ces circonstances, en effet, l'artère pulmonaire était rétrécie ou même oblitérée à son origine.

Lorsque, au contraire, l'équilibre entre les circulations pulmonaire et générale n'est point encore rompu, la Cyanose ne s'établit que lentement. Telle est, selon toutes les apparences, la raison pour laquelle le malade dont M. *Fouquier* présenta l'histoire à la Société de la Faculté de médecine (2), n'offrit point les symptômes d'une véritable Cyanose. Ce fait intéressant, duquel ont été déduites des conséquences peu rigoureuses, exige quelques momens d'attention.

---

(1) Voyez l'article CYANOSE du Dictionnaire de Médecine, en dix-huit volumes.

(2) Bulletin de la Société de la Faculté, 1819, pag. 355.

Un individu éprouve à l'âge de vingt-quatre ans, après un travail forcé, vers la fin de décembre 1818, de la fièvre, une toux d'abord sèche, puis sanguinolente, etc. Il va mieux; mais, dans les derniers jours de janvier 1819, les premiers symptômes se réveillent; il s'y joint des palpitations de cœur, une orthopnée fatigante, une bouffissure œdémateuse de la face et du cou, *une teinte violacée sur les pommettes, le nez, les lèvres*, etc. Ce malade meurt le 9 février suivant. On trouve, à l'ouverture du corps, au dessous du trou de botal conservé, une large perforation de la cloison des oreillettes et des ventricules, laquelle faisait librement communiquer ces quatre cavités. Le contour de la solution de continuité était formé par des franges membraneuses irrégulières.

En réfléchissant sur cette observation, je remarque, 1°. que l'ouverture accidentelle de la cloison médiane du cœur fut sans doute le résultat d'une dilacération, ce que démontre évidemment l'état des bords de cette division; 2°. qu'elle dut s'opérer dans les derniers tems de la maladie, c'est-à-dire lorsque la lésion du cœur parut s'exaspérer, dix à douze jours avant la mort; 3°. que, dès cette époque, une *teinte violacée* se répandit sur le visage; 4°. que la marche de la maladie et la succession des accidens furent trop rapides pour donner aux symptômes de la Cyanose le tems de se développer, et que les premiers linéamens de cette affection purent seuls être aperçus.

Ainsi s'expliquent naturellement les principales circonstances de ce fait. Il n'ébranle en aucune manière la théorie de la maladie bleue (1). Il prouve, avec une multitude d'autres, que nos fonctions continuent, et n'offrent souvent, dans leur mécanisme et leurs phénomènes variés, qu'une faible altération, malgré les désordres graves et mortels dont leurs instrumens sont atteints; que chaque organe, en un mot, est doué d'une sorte d'instinct qui le dirige dans ses mouvemens, et lui fait exécuter, de la manière la plus convenable, l'action à laquelle il est destiné.

4°. Il résulte des considérations présentées dans les trois paragraphes précédens que tout état abnormal du centre circulatoire, établis-

(1) M. le docteur *Ferrus*, auteur de l'article CYANOSE du Dictionnaire de Médecine en dix-huit volumes, a voulu prouver que cette maladie n'était point le résultat du passage du sang noir dans les cavités artérielles. Quel que soit le talent avec lequel cette opinion a été présentée, je ne crois pas qu'elle puisse balancer la masse imposante des faits que j'ai recueillis.

sant une communication directe entre les deux grands systèmes vasculaires, ne produit point infailliblement la Cyanose. Ainsi se trouve justifiée l'assertion émise dès le commencement(1), que les lésions organiques des principaux instrumens de la circulation, ne constituent, ne déterminent point par elles-mêmes la maladie bleue; mais que la cause immédiate, essentielle de cette grave affection, consiste dans le changement qu'éprouve le cours du sang noir, la déviation de ce fluide, son introduction dans les vaisseaux artériels.

Les lésions organiques, ou mieux les communications dont il s'agit, sont réellement les conditions nécessaires, indispensables de cette déviation; mais pour que celle-ci s'opère, il faut encore que, soit dans l'organisation, soit dans le mode selon lequel la fonction s'accomplit, un obstacle quelconque s'oppose au libre trajet du sang dans les voies qui lui sont naturellement destinées. Alors se rompt l'équilibre qui devrait exister entre les deux côtés du cœur; la régularité de la circulation cesse; le sang veineux se mêlant, en des proportions variables, au fluide artériel, en altère plus ou moins la

---

(1) Considérations générales.

pureté, la couleur, et porte dans l'organisme tout entier les funestes conséquences de ce désordre, de cette dégradation.

5°. Les altérations organiques qui constituent les conditions premières du développement de la Cyanose peuvent se rapporter aux quatre chefs suivans : des vices de conformation du cœur ou des principaux troncs vasculaires; la persistance des moyens de communication que présente le système circulatoire du fœtus; leur rétablissement; la production de voies accidentelles.

Les aberrations du premier ordre sont constamment primitives, bien que la Cyanose ne soit pas toujours congéniale. La conservation du canal artériel est encore un mode de lésion primordial; on ne conçoit guère en effet que ce conduit oblitéré puisse se rouvrir, se dilater, pour livrer passage au sang.

Quant au trou interoriculaire, une question se présente. Lorsque la maladie bleue survient très long-tems après la naissance, peut-on admettre que cette ouverture s'était conservée, ou bien doit-on supposer qu'après s'être fermée, elle a été rétablie par suite d'efforts plus ou moins violens?

On peut sans doute adopter la première opinion; mais la seconde offre également en sa faveur quelques probabilités. Elle est appuyée sur de nombreux exemples de ruptures du cœur, déterminées par des mouvemens brusques, des pressions fortes exercées sur le thorax (1). Il est encore une remarque qui sert à l'étayer. On a souvent trouvé le trou interoriculaire ouvert chez des pendus (2) et des noyés (3). Or, n'est-il pas probable que, dans ces circonstances, l'interruption des phénomènes respiratoires, les agitations convulsives du thorax, les contractions violentes du cœur, la pression exercée par le sang contre la cloison des oreillettes, ont déterminé la rupture de ce septum si mince,

(1) Voyez CAUSES, art. 10, 11. Voyez aussi les observations rapportées par *Morgagni* (Epist. XXVII - LXIV); MM. *Portal* (Mém. sur la nature et le traitement de plusieurs Maladies, t. II et IV); *Corvisart* (Maladies du Cœur, etc.); *Rostan* (nouveau Journal de Médecine, tom. VII), etc. etc.

(2) *Guill. Widmann*, Eph. Nat. Cur. cent. VI, obs. 91.—*Rosin. Lentilius*, ibid. cent. VII, obs. 62. — *Cheselden*, Anat. of Human Body, *London*, 1756, pag. 288. — *Haller*, Elementa Physiologiæ, tom. VIII, pars II, pag. 11. — *Stolte*, de Morte Suspensorum, pag. 15. — *Sandifort*, l. c. pag. 48. — *Insfeldt*, de Lusibus Naturæ. *Leyde*, 1772, pag. 36. — *Marcet*, Edinburgh Med. and Surg. Journal, tom. I, pag. 415. — *Astley Cooper*. Voy. *Farre*, l. c. pag. 8.

(3) *Littre*, Hist. de l'Acad. des Sciences, 1700, pag. 40. — *Rœderer*, de Suffocatis Saturam, pag. 1, 4.

ou opéré le décollement de la valvule qui le complète ?

Les perforations de la cloison des ventricules sont ordinairement primitives ; mais elles peuvent se former accidentellement. Telle me paraît avoir été celle que présenta le cœur du sujet de la 18e observation. En effet, la maladie ne s'était manifestée que cinq ou six mois avant la mort : à la partie supérieure de l'ouverture de communication, il y avait deux tubercules rougeâtres, et l'une des valvules semi-lunaires aortiques était presque entièrement détruite, corrodée. On a vu souvent des érosions plus ou moins étendues, des perforations complètes de divers organes membraneux; celles du cœur sont plus rares; néanmoins il en est des exemples (1).

6o. La circulation du sang présente, dans la maladie bleue, des modifications importantes, qui sont relatives à l'état des organes. Je ne les retracerai pas en détail; elles se conçoivent ai-

---

(1) Voyez une observation de *Carcassonne*, Hist. de la Société Royale de Médecine, 1777 et 1778, pag. 252. — M. *Marjolin* présenta à la Société Anatomique l'exemple d'une ulcération fistuleuse du ventricule gauche du cœur. Voy. Bulletin de la Société de l'École de Médecine, tom. I, pag. 227. — M. *Hipp. Cloquet* a vu une ulcération avec perforation de l'oreillette gauche du cœur, etc. Bulletin, tom. III, 1812, pag. 219.

sément. Je ne veux actuellement les considérer que d'une manière générale.

Le sang ne suit plus deux routes distinctes et très exactement séparées, quoique voisines. La circulation n'est pas double. Le sang que rapportent les veines caves, au lieu de se rendre en entier dans l'artère pulmonaire, se divise et passe en partie dans les cavités gauches du cœur, qui le renvoient avec le fluide artériel dans toute l'économie. Les poumons ne reçoivent ainsi qu'une faible portion du sang qu'ils sont chargés de soumettre à l'influence de l'air. La respiration demeure incomplète, la circulation pulmonaire n'étant en quelque sorte qu'une fraction de la circulation générale.

Cette fonction offre alors, dans son mécanisme, beaucoup de ressemblance avec celle des reptiles (1). Je ferai observer que cette analogie s'étend jusqu'à la disposition même des organes; ainsi le cœur, dans plusieurs circonstances (2), s'est montré aussi simple que celui d'un batracien; d'autres fois il a offert quelques rapports avec celui des ophidiens (3); l'organisation qui le distingue chez les chéloniens, s'est retrouvée

(1) Anatomie comparée de M. *Cuvier*, tom. IV, pag. 170.
(2) Obs. 12, 15, 19. (3) Obs. 36.

jusqu'à un certain point, dans les cas de larges perforations de la cloison des ventricules; enfin, le cours du sang, chez le sujet de la 31e observation, imitait celui que les sauriens présentent.

7°. Des changemens que présentent dans le trajet et la distribution du sang les individus atteints de Cyanose, résultent les phénomènes principaux de cette affection.

Les poumons n'étant pénétrés que d'une partie du sang qu'ils devraient recevoir, et les effets de l'élaboration que ce fluide y éprouve, se trouvant affaiblis par le mélange qui s'opère bientôt après, les inspirations sont rendues fréquentes, afin de multiplier des actes qui, relativement à leurs résultats, ne sont utiles qu'à demi, de réparer les déperditions considérables de la partie vivifiante du sang, et de compenser, pour ainsi dire, la masse par la vitesse.

La dyspnée, qui est la compagne ordinaire des lésions organiques du cœur, est souvent déterminée d'une manière plus directe encore par les altérations, les rétrécissemens de l'artère pulmonaire.

Les vices de conformation du cœur, l'amplitude de quelques-unes de ses cavités, l'étroitesse des autres, la prédominance d'action de l'un des côtés de ce viscère, rendent raison des mouvemens irréguliers, des frémissemens, des palpitations, dont la région précordiale est le siége.

De la distribution du sang noir ou veineux par le moyen des artères dans tous les tissus, et spécialement dans les réseaux capillaires des surfaces cutanées et muqueuses, dépend la coloration bleue, livide de ces diverses parties. Cette teinte est d'autant plus foncée, que les vaisseaux les plus fins semblent se dilater et devenir variqueux, leurs parois étant comme débilitées par le contact d'un fluide peu stimulant.

C'est encore de la présence de ce liquide imparfait dans le tissu musculaire, que proviennent la difficulté, la lenteur des mouvemens.

L'action faible ou incomplète de l'air sur le sang dans les poumons, tarit en grande partie l'une des sources les plus abondantes de la chaleur animale : de là le froid habituel dont se plaignent les malades.

La nutrition est elle-même troublée dans sa marche par l'influence d'un fluide mal hématosé. Sa distribution plus facile vers le cercle supérieur, et la gêne de la respiration, produisent un développement plus actif de la tête et des membres thoraciques, la turgescence de la face, la proéminence des yeux, la céphalalgie gravative, la propension au sommeil, et l'impossibilité de s'y livrer dans une position horizontale. L'altération de la forme des doigts est un phénomène à peu près constant; je ne chercherai point à l'expliquer. La conservation du thymus se conçoit aisément, si cet organe est considéré comme un agent de dérivation (1).

Au milieu de ces nombreux effets du trouble de la circulation, on voit les sens recevoir avec facilité les impressions des objets extérieurs, les nerfs continuer d'agir, les facultés digestives conserver leur énergie, et les sécrétions s'opérer sans obstacle.

Ainsi toutes les fonctions ne sont pas également influencées; chacune, selon son mode et ses rapports, éprouve des changemens variés.

Les propriétés vitales ne sont pas modifiées de la même manière. La sensibilité ne perd aucun de ses droits; la contractilité volontaire offre un notable déchet; l'irritabilité persiste, souvent s'exalte et s'égare; la tonicité s'exerce toujours, quoique avec moins d'énergie et de régularité.

8°. Ces effets remarquables, ces modifications

---

(1) Voyez à cet égard l'opinion de M. le docteur *Broussais*, dans son Mémoire sur les particularités de la circulation avant et après la naissance. *Mémoires de la Société médicale d'Émulation*, t. VIII, pag. 90.

diverses, cette sorte de constitution spéciale qui distingue les individus atteints de Cyanose, démontrent l'enchaînement admirable qui rapproche, unit et place sous une dépendance mutuelle les actes nombreux de l'organisme ; ils révèlent la puissante influence qu'exercent sur la vie et ses phénomènes, la nature, la composition du sang (1).

Or, la cause immédiate de l'altération de ce fluide est connue ; elle consiste en une diminution d'oxygène. L'organisme se trouve de la sorte privé de l'un de ses excitans naturels. L'oxigène est indispensable à la vie. Son défaut subit cause l'asphyxie, la mort. La Cyanose offre un état habituel de demi-asphyxie. De là l'espèce de langueur, d'inertie répandue sur la plupart des fonctions, la faiblesse constitutionnelle, le tempérament particulier que présentent les sujets atteints de cette maladie.

Il semble étonnant, au premier aspect, qu'un sang qui contient si peu d'oxigène puisse servir à l'entretien de la vie ; mais j'observe que les organes de l'enfant étaient accoutumés au con-

(1) Jam peculiariter notandus venit habitus etiam corporis texturæ, inquam, corporis in solidum habitus, secundum has humorum temperiei diversitates ipse etiam diversus. *Stahl,* Theoria medica vera, pag. 301.

tact d'un fluide veineux; que l'occlusion du trou de botal et l'oblitération du canal artériel ne s'opèrent que d'une manière successive; qu'il circule encore, dans les artères des individus affectés de Cyanose, une certaine quantité de sang rouge; enfin, que l'habitude se contracte de la part des divers organes de l'économie vivante, de se laisser pénétrer par ce fluide altéré dans sa nature, et que leurs propriétés, leur action, se montent sans doute au degré d'énergie nécessaire, pour y puiser encore les matériaux de leur nutrition et les élémens de leur vitalité.

9°. La conservation du trou de botal et du canal artériel donne-t-elle la faculté de suspendre la respiration, et de demeurer sous l'eau, pendant un tems plus ou moins long, sans encourir le danger de perdre la vie?

Cette opinion fut accréditée à l'époque où l'on ne voyait dans la circulation du sang qu'un phénomène simplement hydraulique. *Descartes* (1), *Harvée* (2), avaient avancé que chez les oies, les canards et les animaux qui peuvent vivre dans l'eau, le canal pulmo-aortique et le trou interoriculaire ne s'oblitèrent pas. *Adam Kulmus* (3)

(1) De formatione Fœtus, secunda pars, xv, pag. 202.

(2) Exercitat. Anatomicæ de motu cordis, 1661, pag. 64.

(3) Miscell. Vratiss. Suppl. 1, pag. 107-116; Act. Acad. Cæs.

dit avoir vu ce dernier ouvert dans un castor adulte, et de plus chez un phoque ou veau marin, les deux voies de communication conservées. *Green* (1) crut devoir attribuer à la persistance du trou ovale, la facilité qu'eut un enfant de trois ans de rester immergé pendant un quart d'heure sans périr. Ces assertions firent croire à *Th. Cornel. Consentinus* (2), à *Bachstrom* (3), à *Vandermonde* (4), que l'on pourrait, en arrêtant par intervalle la respiration, de suite après la naissance, maintenir le mode circulatoire du fœtus, et rendre l'homme amphibie.

Cette idée fut cependant combattue par *Gualther Needham* (5), *Sebizius* (6), *Rosinus Lentilius* (7), *Morgagni* (8), etc. *Wepfer* trouva le trou

---

n. c. vol. I. — Obs. v, pag. 16. Dissert. Epistolica de differentiis quibusdam inter homin. natum et nascendum. *Christoph. Jac. Trew*, pag. 90.

(1) Philosoph. Transact. n°. 454, pag. 166.

(2) Progymn. Phys. 7, *de Vitâ*, pag. 308.

(3) Art de nager, etc.

(4) Essai sur la manière de perfectionner l'espèce humaine, tom. II, pag. 224.

(5) *Willis*, de Anima Brutorum, cap. III opera, tom. 2, p. 14.

(6) Disp. de Urinatoribus, et Arte urinandi. *Argentorati*, 1760.

(7) *Jatromnem*, pars secunda, p. 525, Eph. Nat. cur. cent. 7, obs. 62.

(8) De sedibus et causis Morborum, epist. XIX, art. 43.

de botal fermé dans le castor (1); *Schelammer* dans le phoque (2); *Bartholin* le vit également oblitéré dans un marsouin (3). *Cheselden* ayant disséqué exprès deux marsouins, fit la même remarque (4). Elle a depuis été confirmée par beaucoup d'anatomistes, et surtout par M. *Cuvier*. Ce savant observateur l'a vérifié pour les cétacés sur plusieurs cœurs de marsouin et sur un de dauphin, et, pour les amphibies, sur un cœur de phoque (5). Ainsi, ce n'est point à la conservation du trou interoriculaire qu'il faut attribuer la facilité avec laquelle ces animaux séjournent sous l'eau sans périr.

On a vu cette ouverture encore libre chez des mammifères destinés à ne vivre que dans l'air atmosphérique, tels que le chien (6), le rat (7), etc.

Buffon fit l'expérience suivante : il disposa, dans un baquet rempli d'eau chaude, une grosse chienne prête à mettre bas; il plaça les trois premiers nés dans un autre baquet plus petit et plein

---

(1) Ephem. Nat. Cur. dec. I, 2 obs. 206.

(2) *Valentin*. II, p. 88. — *Haller*, Elem. Phys. tom. VIII, p. 13.

(3) Hist. XXV, cent. 2.

(4) Anatomy of Human Body, pag. 288.

(5) Anatomie comparée, tom. IV, pag. 201.

(6) *J. J. Peyer*, Obs. anat. 29. — *Kemper*, de Valvul. pag. 33. — *Haller*, Elem. Physiol. tom. VIII, pars II, pag. 12.

(7) *Harvée*, Exercit. anat. de Motu cordis, pag. 64.

de lait chaud; ils y restèrent une demi-heure : retirés de ce liquide, commençant à respirer, ils furent, au bout d'une demi-heure, replongés dans le lait chaud, et contraints d'y demeurer autant de tems que la première fois. Après cette seconde épreuve, l'un des trois petits chiens ayant paru languissant, on l'envoya à sa mère, et il ne tarda pas à se rétablir. Les deux autres, encore vigoureux, après avoir respiré pendant une heure, furent remis dans le lait et y passèrent une demi-heure : sortis de nouveau et exposés à l'air, l'un des deux périt dans le même jour, l'autre conserva sa force et vécut (1). Cette expérience peu concluante a été répétée par *Abernethy* (2) : après une heure environ d'essais, l'animal parut sur le point de perdre la vie.

Il est sans exemple, quelque artifice qu'on ait employé, d'avoir rendu l'homme incapable de se noyer. Si ce privilège tenait à la facilité du passage du sang des cavités droites dans les cavités gauches du cœur, la communication des deux côtés de ce viscère, conservée ou rétablie chez les pendus et les submergés, aurait dû prévenir leur mort. Les plongeurs habiles, en sor-

(1) *Buffon,* Histoire Naturelle de l'Homme. *Enfance.*

(2) Observ. on the foramina Thebesii ; Philos. Transact. 1798, med. *Review,* tom. v, pag. 317.

tant de l'eau, présenteraient tous les symptômes de la Cyanose, et les individus atteints de cette maladie pourraient impunément suspendre leur respiration. Il est d'ailleurs avéré que la faculté que possèdent certains nageurs de plonger et de ne revenir à la surface de l'eau qu'après un tems plus ou moins long, est un résultat de l'habitude.

10°. Si le sang veineux ne s'introduisait que dans une portion du système artériel, n'en résulterait-il pas une Cyanose partielle ?

On a recueilli quelques faits anatomiques propres à justifier cette idée. MM. *Dupuytren* et *Bouchet* montrèrent, en 1804, à la Société anatomique, un cœur dans lequel la cloison des ventricules était perforée; l'artère pulmonaire était dilatée, et communiquait avec le canal artériel non oblitéré. L'aorte pectorale avait à peu près son volume naturel, et recevait probablement un mélange de sang rouge et de sang noir; la proportion de ce dernier devait même être assez grande, puisque l'aorte était très rétrécie jusqu'au point de jonction du canal artériel. Les trois branches de l'aorte ascendante recevaient seules du sang rouge sans mélange (1).

(1) Premier Exposé des travaux de la Société Anatomique pendant l'an XII, pag. 6.

Un exemple analogue a été recueilli par M. *Astley Cooper*, sur un enfant mort à l'âge de huit mois. L'aorte, après avoir fourni ses trois premières branches, se rétrécissait considérablement, et ne reprenait son calibre ordinaire qu'après avoir reçu de l'artère pulmonaire une branche qui paraissait être le canal artériel (1).

Le docteur *Steidèle* a également vu, chez un très jeune sujet, l'aorte se terminer après avoir fourni les trois troncs du cercle supérieur, et

---

(1) *Farre*, l. c. pag. 15. Il est d'autres exemples de rétrécissement considérable de l'aorte. Les commentaires de l'Académie de Berlin, année 1750, en rapportent un observé chez une femme de dix-huit ans. (Voy. *Fischer*, de Senio, pag. 77). M. *Chaussier* vit, en 1771, chez un homme mort subitement, un rétrécissement de l'aorte pectorale, causé par la présence d'une tumeur de nature cartilagineuse. (Mémoires de M. *Portal* sur diverses maladies, tom. II, pag. 21). *Paris*, prosecteur du célèbre *Desault*, trouva, en 1789, l'aorte d'une femme âgée de cinquante ans, réduite, après sa courbure sous-sternale, au calibre d'un tuyau de plume à écrire; les artères sous-clavières et leurs branches descendantes avaient une grosseur considérable, et offraient des anastomoses très marquées avec les artères intercostales, les diaphragmatiques inférieures et les épigastriques (suspubiennes), dont les diamètres offraient une augmentation manifeste. (Journal de Chirurgie, tom. II, pag. 107). Un autre fait de rétrécissement de l'aorte, observé à Glasgow en 1813, a été rapporté par le docteur *Graham*, dans les *Medico-Chirurgical Transactions*, tom. V, pag. 287, et par M. *Rainy*, dans le Journal de Médecine de M. *Leroux*, tom. XXXII, pag. 377.

l'artère pulmonaire produire une grosse branche qui constituait l'aorte descendante (1). Il est évident que les parties inférieures du tronc et les membres pelviens ne devaient recevoir qu'un sang mixte.

Cette Cyanose partielle peut être plus circonscrite encore. M. *Breschet* a vu, dit-on, l'artère sous-clavière gauche naître de l'artère pulmonaire (2); mais l'enfant ne vécut qu'un mois : aussi fut-il impossible de constater les effets de cette déviation organique.

Dans ces diverses circonstances, la nutrition, la chaleur, l'action musculaire des parties arrosées par un sang mal oxigéné, doivent offrir les modifications que l'ensemble du sujet présente, lorsque la distribution d'un pareil fluide est générale.

DIAGNOSTIQUE.

Je vais rechercher d'abord quels sont les signes caractéristiques de la Cyanose; puis j'indiquerai les maladies avec lesquelles il serait possible de la confondre.

---

(1) Hein. tabula, n°. 66.

(2) Dictionnaire de Médecine en dix-huit volumes, t. VI, p. 299.

SIGNES CARACTÉRISTIQUES.

Cette maladie n'a point de signe exclusif et pathognomonique ; mais elle présente une réunion de symptômes assez constans pour devenir caractéristiques. Tels sont la coloration livide, bleuâtre des tégumens et des membranes muqueuses, la dyspnée, les palpitations de cœur, la diminution de la chaleur, la faiblesse des muscles, l'altération de la forme des doigts.

Il n'est aucun de ces phénomènes qui ne puisse se rencontrer dans des maladies très différentes de la Cyanose. Ainsi la couleur livide, bleuâtre, ne suffirait point pour la faire reconnaître, comme le prouvera le paragraphe suivant. La dyspnée accompagne la plupart des lésions organiques du cœur et des poumons ; elle a lieu dans l'hydrothorax, l'hydropéricarde, etc. Les palpitations de cœur appartiennent aux maladies si diverses de cet important organe ; la faiblesse musculaire, la diminution de la chaleur, se présentent dans les affections avec lesquelles existe une débilité profonde, telles que le scorbut, la chlorose, etc. L'altération dans la forme des doigts et des ongles se voit aussi, quoique à un moindre degré, dans la phthisie pulmonaire (1).

(1) *Hipp.* Coac. prænot. — *Blech*, l. c. p. 17. — J'ai rencontré

La réunion toutefois des symptômes que je viens d'énumérer, fait naître de fortes probabilités en faveur de l'existence de la Cyanose, surtout lorsqu'on les observe chez un jeune sujet, qu'ils datent de sa naissance ou des premières années de sa vie, que la teinte bleue est générale et prononcée; que le sentiment de froid est habituel, même en été; qu'il existe une inertie marquée; que les palpitations sont accompagnées d'une sorte de bruissement, de bouillonnement distinct; que le cercle supérieur est plus développé que l'inférieur, etc.

Mais c'est principalement après avoir examiné avec attention quelques individus atteints de cette affection, que l'on peut se former une idée juste des principaux caractères qui la distinguent. Le diagnostique de la Cyanose, dans certaines circonstances, offre un tel degré de certitude, qu'il est possible, avant l'ouverture du corps, de prévoir le genre de lésion que les organes offriront, c'est-à-dire annoncer qu'il doit exister une communication quelconque entre les cavités droites et gauches du cœur. Je citerai, en preuve de cette assertion,

---

cette disposition chez des individus d'ailleurs bien portans, mais d'une constitution faible.

la consultation donnée à Cherbourg par MM. les docteurs *Bonnissent*, *Obet* et *Pinel*, trois jours avant le décès de la jeune malade qui fait le sujet de la 50e observation. Bien que les traces premières de la Cyanose parussent comme effacées chez le sujet de la 45e observation, je pus indiquer le mode d'altération des organes circulatoires. C'est donc en vertu de données positives que l'on est en droit de considérer comme appartenant à la maladie bleue, plusieurs histoires à la suite desquelles on ne lit cependant point les détails de l'ouverture cadavérique : de ce nombre sont celles recueillies par *Hahn* (1), *Louis* et *Bordenave* (2), MM. *Roussille-Chamseru* (3),

(1) Enfant mâle, atteint de dyspnée augmentée par le mouvement, offrant une coloration bleue sur tout le corps, et principalement au visage et aux mains, ayant la face gonflée, les yeux saillans, fixes, tristes; l'esprit variable, souvent chagrin; la tête douloureuse, surtout le long de la suture sagittale; le ventre paresseux, l'urine colorée; éprouvant un sentiment de froid habituel, etc. *Sandifort*, Observat. Anatomico-Pathologicæ, t. 1, p. 16.

(2) Fille âgée de huit ans, offrant, depuis sa naissance, une coloration violacée de la face, des extrémités des doigts et des orteils, teinte noirâtre de l'intérieur de la bouche et des lèvres, marche laborieuse, oppression, palpitations, anxiétés, pouls faible, inégal. Cette enfant mourut subitement. *Ibidem*, lib. IV, cap. x, pag. 107.

(3) Fille âgée de huit ans, présentant, depuis sa naissance, lividité très foncée et générale, surtout aux endroits naturellement

Thiebault (1), *Chivaud* (2), *Cailliot* (3), *Langlet* (4), *Thomas* (5), *Farre* et *Hodgson* (6),

---

colorés ; visage tuméfié, yeux saillans, nez aplati, bouche grande, lèvres épaisses, abdomen volumineux, membres grêles, taille petite, muscles faibles, marche pénible, respiration toujours embarrassée, oppression augmentée par le mouvement, même par la mastication, la déglutition, la réplétion de l'estomac ; toux, sommeil agité, coloration moins bleuâtre le matin au réveil, etc. *Mémoires de la Société Royale de Médecine de Paris*, 1780 et 1781, tom. IV, part. hist. pag. 264.

(1) Garçon de deux ans : coloration congéniale et devenue très intense, yeux proéminens, injectés, tête volumineuse, respiration difficile, convulsions fréquentes, etc. *Journal général de Médecine de M.* Sedillot, 7e année, tom. XVII, pag. 276.

(2) Fille devenue bleue sur tout le corps, quelque tems après sa naissance : cris, toux, mouvemens convulsifs, tête volumineuse, yeux saillans, peau froide, etc. *Annales de la Société de Médecine-Prat. de Montpellier,* 1805, tom. V, pag. 147.

(3) Enfant de neuf ans, éprouvant oppression, syncopes, sentiment désagréable par l'impression du froid, lividité très marquée, etc. *l. c.* 3e observation.

(4) Jeune homme de vingt-trois ans : coloration congéniale, conformation viciée du thorax, membres grêles, démarche lente, incertaine, respiration gênée, sensibilité au froid, etc. *Bulletin des Sciences médicales,* 1810, tom. V, pag. 32.

(5) Garçon âgé de quatre ans, bien portant jusqu'à trois mois : alors mauvaise nourriture; faiblesse, langueur, diarrhée, coloration bleue augmentée par le froid, palpitations de cœur continuelles, dyspnée considérable, etc. *Memoirs of the Medical Society in London*, vol. VI, pag. 57.

(6) Enfant mâle, âgé de cinq ans, ayant respiration gênée, palpitations dans tout le côté gauche du thorax, toux, faiblesse musculaire, peau d'un bleu foncé, dernière phalange des doigts large,

Hein (1), etc. — Aux exemples qu'ils rapportent, je joindrai trois faits que j'ai moi-même observés avec soin, et dont je consigne ici les détails.

---

mains quelquefois chaudes et humides en été, mais toujours froides en hiver. Le docteur *Farre* fit des expériences thermométriques (Th. de Farenheit), dont voici les résultats :

DATE.	TEMPÉRATURE					Pouls.	Respiration.
	de l'air extérieur.	de la chambre.	de la main.	du pied.	sous la langue.		
14 juill.	....	63	85	......	98		
20.......	....	66	98	......	99	120	
23 août.	....	70	98	97	99	108	28
13 sept.	52	59	74	......	99	96	32
17.......	61	69	96	......	99	100	28
23.......	60	65	....	......	99	....	29
30.......	58	61	92	......	99	100	31

Voy. *Farre*, l. c. pag. 35.

(1) Jeune homme de vingt-deux ans, faible, scrophuleux, éprouve à vingt ans la coqueluche; dès lors coloration violette, livide du visage, respiration faible, courte, sifflante, petite toux, pouls petit, fréquent, froid habituel, etc. l. c. pag. 42.—Le docteur *Hein* rapporte aussi l'observation d'un jeune homme de vingt ans, ayant eu la coqueluche à quatre ans; coloration violette générale, très foncée en quelques endroits; tête volumineuse, thorax étroit, aplati; abdomen développé, doigts altérés dans leur forme,

Première observation. J'examinai, en 1813, à Bordeaux, avec feu M. le docteur *de Grassi*, célèbre praticien de cette ville, une jeune fille âgée de dix ans, qui, pendant les premiers mois de son existence, n'avait offert aucune altération dans la couleur de sa peau : à son retour de la nourrice, vers l'âge de dix-huit mois à deux ans, on remarqua sur tout son corps une teinte livide, violacée, qui depuis ne s'effaça plus. Cette enfant avait été sujette à des affections convulsives, et même épilepsiformes, pendant lesquelles la coloration bleue acquérait une intensité considérable. Elle avait contracté la variole, la rougeole : lors d'une épidémie dyssentérique qui régna il y a plusieurs années, elle ne fut point exceptée. Quelques fièvres intermittentes légères eurent lieu depuis, mais furent dissipées spontanément, ou à l'aide de moyens simples.

---

respiration accélérée, toux plus forte en hiver, cent pulsations par minute, faiblesse musculaire, palpitations, vertiges, tristesse, froid habituel. Le thermomètre de Réaumur s'élevait entre les doigts, de.. 18 à 20 degrés.
à la paume de la main....... 20 à 24
dans la bouche............... 27 à 28
La température extérieure était de..... 15 à 20
L. c. pag. 44.

La maladie bleue ne reçut de ces diverses affections aucune influence notable; la peau colorée habituellement en un brun livide, plus intense sur les pommettes, également marqué sur le cercle inférieur et sur les parties supérieures, prenait une lividité très foncée, pendant les efforts de la toux, après une action plus ou moins fatigante, dans les tems froids, par l'exposition à une température élevée, etc. Les yeux étaient saillans et légèrement injectés. Cette jeune malade était assez gaie; elle chantait, riait ou parlait presque tout le jour, excepté en présence des étrangers ou des personnes qui occupaient son attention. Elle avait fréquemment la tête douloureuse; quelquefois elle se plaignait d'une tendance invincible à l'assoupissement. Son sommeil était assez tranquille; elle ne s'y livrait que la tête élevée et le corps incliné du côté gauche, pour calmer autant que possible, étouffer en quelque sorte les battemens de son cœur. Les mouvemens ne s'opéraient qu'avec difficulté, lenteur, et étaient bientôt suivis de fatigue.

Les lèvres, la langue, l'intérieur de la bouche et la cavité gutturale, présentaient une couleur bleue-livide très intense, assez semblable à celle de la lie de vin. Cette jeune fille avait presque toujours soif; son appétit était très bon. Tous les alimens lui étaient à peu près indifférens ; leur mastication et leur déglutition produisaient quelquefois, si ces actions étaient laborieuses, une augmentation dans la gêne de la respiration, une coloration plus foncée, des battemens de cœur plus forts. Ces symptômes étaient aussi réveillés et très souvent exaspérés par l'état de plénitude de l'estomac.

La respiration était constamment gênée, profonde, haute ; de tems en tems on observait une inspiration plus grande, plus soutenue, déterminée par un véritable effort des puissances auxiliaires de cet acte.

La région du cœur était toujours agitée de mouvemens irréguliers, rapides et brusques ; ils occupaient une assez grande étendue, et devenaient quelquefois très violens. Le pouls était ordinairement mou, naturel quant à la fréquence, faible et presque insensible à gauche, plus développé du côté droit. Les veines étaient en général injectées, pleines d'un sang noirâtre, et très développées.

Les secrétions étaient dans l'état ordinaire. Les parens rapportaient que l'usage des purgatifs rendait fort active la sécrétion de la bile ; celle de l'urine était habituellement très abondante. La transpiration, peu considérable pendant le jour, augmentait vers la fin de la nuit, et se manifestait sur tout le cercle supérieur.

La malade était sensible à l'impression du froid; vers le soir elle éprouvait souvent des frissons ; elle recherchait les endroits chauds.

La tête était très développée comparativement aux membres, dont les muscles étaient faibles et comme atrophiés. Les doigts des mains offraient, à leur dernière phalange, un développement en épaisseur et en largeur, qui contrastait avec leur partie supérieure, laquelle était assez grêle. L'ongle participait à cet accroissement, et la peau sur cette extrémité renflée paraissait plus fine, mieux tendue et d'une couleur plus bleuâtre. Les orteils présentaient une disposition analogue.

La dentition n'avait rien offert de remarquable. Le développement des cheveux n'avait rien de particulier; ils étaient d'un châtain-clair.

On observait quelquefois une exaspération subite et spontanée des symptômes; les vertiges s'y joignaient; une défaillance avait lieu, et le retour à l'état habituel se faisait attendre quelques minutes.

Pendant l'hiver, cette jeune malade était beaucoup plus souffrante, et la couleur de la peau était plus constamment d'un bleu foncé.

On avait employé un assez grand nombre de moyens; tous étaient restés sans succès; plusieurs avaient augmenté la faiblesse : tels étaient les purgatifs ; d'autres avaient rendu la lividité plus intense : tel avait été l'effet des bains, etc.

Deuxième observation. Je vis, en 1814, à Paris, près la porte Saint-Marceau, le nommé Pierre-Laurent Duplessis, décrotteur, alors âgé de trente-un ans (1). Son père et sa mère étaient vivans, et jouissaient d'une bonne santé. Sa maladie datait de sa plus tendre enfance. On s'en aperçut d'une manière plus particulière après une variole qu'il contracta fort jeune, et qui n'offrit dans sa marche aucune anomalie remarquable. L'affection originelle continua ; par tems elle s'exaspéra, et même elle obligea cet individu de réclamer à l'hospice de la Charité les secours de l'art. On lui fit quelques saignées ; on lui administra beaucoup de médicamens ; on prescrivit des bains, etc. Ces moyens calmèrent l'intensité des symptômes, mais ne purent en déraciner la cause. Ce fut surtout pendant l'âge de la puberté que les pléthores céphalique et thoracique pro-

(1) Long-tems on le vit sur le petit pont de l'Hôtel-Dieu ; il avait fixé l'attention de M. *Dupuytren*. Il me fut indiqué par M. le docteur *Rullier*. J'ai appris récemment que cet individu vivait encore, et même que sa santé s'était un peu améliorée.

duisirent des accidens graves. Depuis ce tems, son état habituel, son idiosyncrasie, telle que je vais la décrire, ne varia presque point.

La peau présentait au visage, sur les pieds, les mains et les parties génitales, une couleur bleue, livide, assez analogue à celle de la lie de vin. Cette couleur était plus intense sur les pommettes; elle s'éloignait, au contraire, peu de la teinte naturelle sur les bras, les jambes, le tronc. La sensibilité de la peau était très développée; le chatouillement causait une sensation fort désagréable. Les cheveux, les sourcils et la barbe étaient châtains. Les yeux présentaient une rougeur veineuse sur le bord des paupières; ils étaient saillans, humides, brillans; l'iris avait une couleur gris-châtain.

L'odorat ne présentait d'autre particularité que l'habitude contractée par cet individu, depuis son séjour à la Charité, de prendre du tabac.

Le goût était peu développé.

Une céphalalgie gravative avait lieu presque habituellement; elle augmentait lorsque ce malade baissait la tête, et devenait très forte quand il restait long-tems dans cette position. A cette douleur se joignaient alors des vertiges, des éblouissemens, des tintemens d'oreille, et quelquefois tous les symptômes de l'état comateux.

Malgré cette pesanteur de tête permanente, ses facultés intellectuelles n'en continuaient pas moins leur exercice; mais elles n'avaient que peu d'activité. Sa position ne lui avait pas d'ailleurs permis de les développer, de les étendre par toutes les ressources d'une éducation soignée. Son caractère était doux, paisible, assez gai; il était extrêmement pusillanime; ses passions étaient modérées; il était très désintéressé.

Il aimait beaucoup dormir; son sommeil était long; il ne pouvait se tenir sur un plan parfaitement horizontal. Il avait besoin d'avoir la tête élevée, et le décubitus sur le côté gauche était impossible. S'il conservait pendant quelques instans cette position, il éprouvait une grande oppression, des battemens de cœur, des espèces d'horripilations, et surtout des trémoussemens convulsifs de la part des muscles qui meuvent la mâchoire inférieure. Son sommeil était, au reste, assez calme; il n'était point agité par des rêves sinistres, ni interrompu par des réveils en sursaut.

Les organes de la locomotion avaient acquis peu de développement; la taille de cet individu était restée au dessous de la moyenne. Il ne présentait cependant aucun vice de conformation, si ce n'est que sa poitrine était un peu saillante en devant, et étroite transversalement; le bassin paraissait légèrement rétréci. Les doigts offraient à leur extrémité un renflement remarquable; la portion soutenue par la phalangette s'élargissait sensiblement, se terminait de suite par cette sorte de tête, et supportait un ongle recourbé, plus large que long. Les muscles n'étaient point volumineux; ils étaient privés de la plus grande partie de leur activité. La progression seule était possible, encore devait-elle être tranquille; si elle s'exerçait sur un plan incliné, si elle était accélérée, prolongée, ce malade était subitement obligé de se reposer pour reprendre haleine; s'il était forcé de continuer, ou s'il faisait succéder la course à la marche, vaincu presque aussitôt par le sentiment de sa faiblesse et par les accidens qu'il éprouvait, il était contraint de s'arrêter; une fatigue insurmontable s'emparait de lui, se faisait surtout sentir dans les muscles bi-fémoro et tibio-calcaniens; il chancelait, tombait; sa peau prenait une couleur plus foncée; les battemens de cœur devenaient plus intenses, plus rapides, la respiration plus gênée; une expectoration abondante de mucosités limpides, visqueuses, filantes, avait lieu, et la surface du corps se couvrait d'une sueur froide; mais un sommeil profond parvenait ordinairement à dissiper la série des symptômes que je viens d'indiquer.

Les lèvres, les gencives, la langue, présentaient une teinte bleuâtre-livide : ce dernier organe était recouvert, lors de l'examen que j'en fis, d'un enduit assez épais, jaunâtre. L'appétit n'était jamais vif; il se faisait à peine sentir, quel que long que fût l'intervalle des repas. Les digestions ne s'accomplissaient qu'avec lenteur. Les alimens indigestes, farineux, ou ceux formés par un mucilage plus ou moins épais, contenu dans un parenchyme coriace, le fatiguaient beaucoup. Les déjections alvines devenaient facilement liquides, aussitôt qu'il y avait changement de tems, et surtout que l'atmosphère se refroidissait.

La respiration était gênée, difficile; l'haleine était parfois fétide; la voix faible et peu sonore ne présentait d'ailleurs aucune altération dans son timbre. La parole était souvent interrompue.

Le cœur était agité de mouvemens violens, qu'il était facile de percevoir en plaçant la main sur la région précordiale. Le pouls était assez régulier et mou.

La chaleur était peu développée; un froid habituel avait lieu, même en été. Les rayons du soleil causaient, en frappant la peau, une sensation agréable. L'hiver était, pour ce malade, une saison incommode; il était alors sans-cesse engourdi. Les tems extrêmement chauds lui devenaient aussi nuisibles, en ce qu'ils augmentaient la dyspnée.

La nutrition s'opérait avec peu d'énergie. On apercevait un état plus voisin de la maigreur que de l'embonpoint.

Les sécrétions paraissaient se faire comme chez les autres individus; celle du mucus nazal était assez abondante; celle de l'urine ne présentait aucune particularité.

Troisième observation. M. le docteur *Bourges* et moi observâmes, en juillet 1817, dans le village du Bouscat, près Bordeaux, un jeune paysan, âgé de neuf ans, lequel nous parut atteint de Cyanose. Né de parens sains, ayant lui-même joui d'une bonne santé, il fut atteint, à quatre ans, d'une coqueluche très intense; bientôt son visage prit une couleur livide; la respiration devint habituellement gênée; en un mot, un nouvel état morbide se développa. Jusqu'à l'âge de huit ans, il demeura stationnaire; mais à cette époque il s'accrut, et voici le tableau qu'il offrit lors de notre examen.

Taille d'environ trois pieds et demi, tête volumineuse, céphalalgie gravative, sommeil naturel, face couverte d'une teinte sombre et livide, yeux saillans, injectés; lèvres violettes, ainsi que l'intérieur de la bouche et que la langue, laquelle était parsemée de rugosités très apparentes; appétit faible, parfois nul; digestions souvent pénibles; alors ventre douloureux, constipation fréquente, respiration toujours gênée, haute, sifflante; quelquefois toux, expectoration muqueuse; palpitations manifestes; apyrexie; pouls faible, concentré, irrégulier; extrême sensibilité au froid; faiblesse musculaire, démarche lente, augmentant la dyspnée et la lividité, si elle est plus rapide; membres grêles, doigts allongés, volumineux à leur extrémité; ongles larges, recourbés, violets.

La première dentition n'avait présenté aucun phénomène remarquable. Le renouvellement des dents s'était effectué vers l'âge de sept à huit ans.

Cet enfant éprouvait souvent des accès de suffocation imminente : alors ses forces l'abandonnaient; il ne pouvait plus se soutenir; il paraissait être dans un état de semi-asphyxie; la couleur bleuâtre de sa face et de tout son corps acquérait une grande intensité; il ne reprenait son premier état qu'au bout de quelques minutes.

Maladies avec lesquelles on pourrait confondre la Cyanose.

Les maladies avec lesquelles on pourrait confondre la Cyanose, sont celles qui présentent une coloration violacée, livide des tégumens. Je vais examiner leurs analogies et leurs différences.

Anévrismes du cœur; rétrécissemens des ouvertures auriculo-ventriculaires et des orifices artériels. La teinte bleue, dans ces affections, ne se prononce ordinairement que vers les derniers tems de la maladie (1). Elle commence aux lèvres, se borne au visage, disparaît ou diminue lorsque la respiration est moins gênée, ou après une évacuation sanguine.

Les maladies organiques du cœur ne se développent le plus communément qu'à l'âge viril ou après. La Cyanose peut bien ne survenir qu'à cette époque de la vie; mais c'est rare.

Un exemple recueilli par M. *de Grassi* (2),

---

(1) C'est ce qu'offrit un exemple rapporté par *J. Hunter* (Traité du Sang, des Inflammations et des Plaies d'armes à feu, tom. I, pag. 99); c'est ce que présentent beaucoup d'autres faits analogues, qu'il serait inutile de rapporter.

(2) Bulletins de la Société de la Faculté de Médecine de Paris, 1814, tom. IV, pag. 159.

montre la ressemblance que ces affections présentent souvent.

Le sujet de cette observation fut atteint, à l'âge de soixante ans, de toux, de dyspnée; son visage prit une teinte bleuâtre; il était assoupi et avait besoin de tenir sa tête élevée; il était faible; ses digestions étaient laborieuses; il avait des palpitations de cœur; son pouls était petit, faible, fréquent; la chaleur était diminuée, etc.; la couleur bleue devint générale et très intense; le tissu cellulaire des membres s'infiltra; la respiration s'embarrassa de plus en plus; la mort survint à l'âge de soixante-deux ans. A l'ouverture du cadavre, on trouva les vaisseaux pleins de sang, de la sérosité dans les pleures, le cœur volumineux, ses cavités droites très dilatées et amincies.

Les symptômes observés chez ce malade résultaient évidemment d'un anévrisme passif des cavités droites du cœur. On trouve des exemples analogues dans l'ouvrage de *Corvisart* (1). *John Albernethy* a donné l'observation d'un jeune homme de dix-neuf ans, offrant, depuis trois années, les symptômes d'une lésion organique du cœur, ayant la face livide, les veines tumé-

(1) Essai sur les Maladies organiques du cœur, obs. 21, 22.

fiées, les extrémités œdémateuses, à l'ouverture duquel on trouva un rétrécissement de l'orifice auriculo-ventriculaire gauche (1).

Dans ces diverses circonstances, l'âge du sujet, l'époque et le mode de développement de la maladie, pouvaient empêcher d'admettre le mélange des sangs artériel et veineux; mais ces moyens d'éclairer le diagnostique n'ont pas lieu, lorsque la lésion organique date de la naissance. On peut s'en assurer par les faits suivans :

Thomas Trotter parle d'un enfant dont la peau avait une couleur bleue-livide, et qui avait toujours été sujet à une difficulté de respirer : dans l'oreillette droite, très distendue, se trouvaient des concrétions volumineuses, et dans le ventricule droit, deux vésicules qui ressemblaient à des hydatides (2).

Allan Burns rapporte l'observation d'une fille âgée de dix-neuf ans, qui, depuis sa naissance, était faible, sujette à des douleurs dans la poitrine, éprouvait des syncopes, avait la peau d'une couleur sombre, noirâtre; les mouvemens du cœur devinrent très irréguliers dans les deux

(1) Medico-Chirurgical Transactions, tom. 1, pag. 27.

(2) Medical and Chimical Essays. Voy. Med. and Chir. *Review*, 1796, vol. II, pag. 55.

dernières années ; une ascite eut lieu ; des pulsations se firent sentir vers l'épigastre, etc. A l'examen du cadavre, on trouva de la sérosité dans les pleures et le péricarde ; ce dernier, distendu et comprimant le diaphragme, parvenait jusqu'à la région épigastrique. Les cavités droites du cœur étaient très dilatées, et les gauches fort rétrécies. Les veines caves étaient extrêmement larges, ainsi que l'ouverture auriculo-ventriculaire droite. La valvule tricuspide était roide, et en quelques endroits ossifiée. L'orifice auriculo-ventriculaire gauche était muni d'une cloison dense et en partie ossifiée, dont le centre offrait une perforation susceptible de n'admettre que le petit doigt. L'aorte était très étroite à son origine et dans son trajet; toutes les artères étaient rétrécies (1).

Il y avait, d'après cet examen, une prédominance évidente du système vasculaire à sang noir sur celui à sang rouge. Il n'est fait mention, ni des vices de configuration des doigts, ni du sentiment de froid habituel que l'on observe si souvent dans la Cyanose proprement dite. Je conviens, d'ailleurs, qu'entre ces diverses affections se trouvent de grandes analogies sous

(1) L. c. pag. 30.

le rapport des symptômes. Mais quelle est la maladie dont le diagnostique n'offre jamais d'incertitude?

Oblitération prématurée du trou interoriculaire. Vieussens observa, en 1706, un enfant nouvellement né, bien nourri, bien formé, dont la respiration était gênée, la voix basse et enrouée, la surface du corps d'une couleur plombée, les extrémités froides, les yeux abattus et comme éteints. Il mourut dans l'espace de trente heures. Les poumons étaient très gonflés, et remplissaient tellement la cavité de la poitrine, qu'ils n'y laissaient que le vide nécessaire pour contenir une livre ou environ de sérosité qui s'y était ramassée. Le ventricule droit du cœur était plus grand qu'il n'aurait dû être, et le tronc de l'artère pulmonaire était extraordinairement dilaté. *Vieussens* ne trouva aucun vestige du trou ovale (1).

Je ne connais pas d'autre exemple avec lequel celui-ci puisse être comparé. J'ai dû le mentionner, parce qu'il offre quelque ressemblance avec ceux de Cyanose congéniale.

Altérations organiques des poumons; lésions des phénomènes respiratoires. Les maladies des

(1) Traité de la structure du cœur, pag. 35.

poumons, qui s'opposent à la conversion complète du sang noir en sang rouge, peuvent amener la lividité des tégumens. Le docteur *Howison* a décrit (1), sous le nom de maladie bleue, une affection très compliquée (2), survenue chez une fille âgée de vingt-quatre ans, et déterminée par une altération considérable des poumons. Ces organes étaient tuberculeux, réduits à un très petit volume ; le droit était ulcéré ; un pneumothorax existait du même côté. L'ensemble des symptômes qu'avait présentés la malade ne permettait que difficilement de supposer une communication insolite des cavités droites et gauches du cœur. On ne distinguait point les effets nécessaires d'une confusion des fluides artériel et veineux.

Lorsque la phthisie pulmonaire arrive à son plus haut degré d'intensité, la coloration du visage devient violacée ; les doigts se refroidissent et paraissent livides ; les ongles se recourbent, etc. Ces changemens pourraient induire en erreur, si l'on n'était prévenu qu'ils dépendent de l'envahissement successif du tissu pul-

---

(1) Edinburgh Med. and Surg. Journal, 1817, t. XIII, p. 309.

(2) Il existait en même tems au cou une très volumineuse tumeur, du genre de celles que M. *Abernethy* appelle *sarcome médullaire*.

monaire et de l'affaiblissement du sujet. Les symptômes qui ont précédé cet état ne laissent d'ailleurs aucun doute sur son véritable caractère ; mais il peut en être différemment si l'affection des poumons est congéniale, et si la coloration bleue a toujours existé. L'exemple suivant donne une preuve de la difficulté du diagnostique en pareil cas.

Un jeune malade, âgé de quinze ans, avait le visage comme boursouflé, et parfois d'un bleu noir, surtout aux lèvres; ses yeux étaient saillans, sa respiration pénible, sa voix rauque; les battemens du cœur étaient violens; les bras décharnés, et, mesurés jusqu'à la pointe des doigts du milieu, plus longs qu'ils n'auraient dû être, proportion gardée avec le reste du corps; les mains et les doigts surtout étaient fort maigres et presque toujours froids; la première phalange des doigts était plus longue et plus large qu'à l'ordinaire ; les ongles étaient forts, crochus et constamment bleus : le malade avait l'appétit assez bon, mais quelquefois capricieux, etc. A l'ouverture du sujet, on trouva les vaisseaux très injectés, le cœur volumineux, le ventricule gauche ample outre mesure, l'artère pulmonaire large, et ses parois aussi minces que celles des veines. Il en était, à tous égards, de même de *la veine pulmonaire*. Dans l'un et l'autre vaisseau, on rencontrait des polypes longs et déliés, mais solides. Les poumons adhéraient aux plèvres ; ils étaient chargés de tubercules. Une vomique occupait une partie du lobe gauche. En incisant ce viscère, il en découlait du sang noir. Les tubercules attachés les uns aux autres et concrets, n'avaient permis, *en aucun tems*, que l'air, en inspirant, pût *pénétrer jusqu'aux vésicules aériennes*.

Cette observation est du docteur *Lentin* (1). On y retrouve la plupart des caractères de la Cyanose. Il eût été impossible, avant la mort, de distinguer ces deux affections. Telle est même leur ressemblance, que je me permettrai d'élever quelques doutes sur l'exactitude des recherches cadavériques. A l'époque où cette observation fut recueillie, l'anatomie pathologique n'avait que faiblement éclairé l'histoire de la maladie bleue ; aussi n'est-il rien dit du trou ovale, ni du canal artériel : il fallait au moins annoncer qu'ils étaient oblitérés. On avance que l'air n'avait jamais pu pénétrer jusque dans les vésicules pulmonaires : cette assertion, un peu hardie, por-

(1) Recueil périodique de Littérature médicale étrangère, par *Sedillot* jeune, an 7, tom. 1, pag. 311.

terait à croire que la circulation était demeurée à peu près comme dans le fœtus. On ne parle que d'une veine pulmonaire, etc.

La plupart des affections dans lesquelles l'action des poumons est gênée, s'accompagnent souvent d'une coloration plus ou moins violacée du visage; c'est ce que l'on voit dans l'hydrothorax, l'hydropéricarde, l'asthme (1); dans les accès de coqueluche, d'angine de poitrine; dans l'asphyxie, etc. : mais les symptômes concomitans, le mode de production de la maladie, sa marche, établissent les différences les plus prononcées.

Coloration bleue par suppression du flux menstruel. Le docteur *Marcet* (2) et MM. *Gilbert*, *Marc* et *Tartra* (3) ont observé ce genre d'affection. Dans l'un et l'autre fait rapporté, les menstrues ayant été supprimées, on vit, au bout d'un tems plus ou moins long, se manifester sur tout le corps, mais principalement au visage, aux mains et aux pieds, une couleur bleue plus ou moins intense. Il survint, en diverses parties, des taches d'un bleu plus foncé,

(1) M. *Fouquier* en a cité des exemples. Voy. *Bulletin de la Société de la Faculté*, 1819, pag. 365.

(2) Edinburgh Med. and Surg. Journal, 1805, tom. 1, p. 412.

(3) Bulletin des Sciences médicales, octobre 1809, p. 233, etc.

et assez larges, accompagnées d'une vive démangeaison. Il se manifesta une difficulté très grande dans l'acte respiratoire, une toux fréquente, et quelquefois une expectoration sanguinolente. Des palpitations violentes eurent lieu dans le deuxième cas cité. Le pouls, exploré chez les deux malades parut fréquent, serré, petit, régulier ou intermittent; la chaleur était sensiblement diminuée, surtout vers les extrémités. Le sommeil ne pouvait être tranquille que lorsque la tête était suffisamment élevée. Il y avait tantôt de la somnolence, tantôt de l'agitation. Une faiblesse profonde se faisait remarquer. L'exercice, et même les mouvemens les plus légers, augmentaient la coloration bleue, la fréquence du pouls, la gêne de la respiration et le froid des extrémités. Diverses hydropisies se formèrent, et la mort arriva.

A l'ouverture des cadavres, on ne rencontra aucune communication contre nature entre les cavités droites et gauches du cœur, ni aucun vice de conformation permettant le mélange des deux sangs. On trouva une adhérence plus ou moins intime entre la surface des poumons et la pleure costale. Le sujet de l'observation de MM. *Gilbert*, *Marc* et *Tartra*, présenta de plus une dilatation anévrismatique des cavités droites du cœur, le resserrement de celles du côté gauche, l'oblitération partielle de leur orifice auriculo-ventriculaire, etc. Ces altérations étaient sans doute, dans cette circonstance, une cause puissante de la lividité des tégumens; mais elles n'existaient point dans le cas rapporté par le docteur *Marcet*. La coloration bleue peut donc, se manifestant à la suite d'une suppression des règles, ne dépendre que d'une dilatation variqueuse des capillaires cutanés, et de la présence du sang veineux dans ces vaisseaux. M. *Alibert* a vu cette sorte de coloration déterminée, chez une jeune fille, par la difficulté de la première menstruation. Elle guérit aussitôt après l'apparition des règles (1).

Ce genre d'affection présente quelques rapports avec la cyanopathie : cependant un examen attentif fait découvrir qu'ici la lésion du cœur n'est qu'accessoire ou secondaire, au lieu d'être essentielle et primitive; que le trouble de la circulation ne provient pas d'un mélange des deux sangs; que la couleur bleuâtre a commencé par des injections partielles, des taches plus ou moins étendues, accompagnées de démangeaison, etc.

---

(1) Nosologie nat. tom. 1, pag. 342.

Coloration bleue par l'effet d'une chaleur intense. Le sang, attiré par l'action d'une chaleur vive dans les réseaux capillaires, et s'y dépouillant avec rapidité de ses caractères artériels, peut donner aux surfaces qu'il injecte une coloration veineuse. Un fait observé par M. le baron *Larrey* prouve cette assertion.

Un agriculteur, d'Estain près Verdun, âgé d'environ trente-deux ans, après une course forcée de plusieurs heures, sous un soleil brûlant, éprouva une forte syncope, des vomissemens copieux de sang, des spasmes nerveux convulsifs, et une faiblesse extrême. Ces accidens se calmèrent; mais l'état suivant leur succéda. Teinte bleue de tout le corps, plus foncée et tirant sur le violet aux pommettes, aux lèvres, aux gencives, à la langue, à la paume des mains, et aux doigts des pieds et des mains; amaigrissement, palpitations fréquentes et étendues, pouls traînant et petit, respiration courte, laborieuse; froid général, et surtout des extrémités; mouvemens musculaires extrêmement faibles, sens obtus, yeux tristes et abattus; conjonctives d'un bleu-violet, voix presque éteinte, état de mélancolie et d'anxiété profondes, évacuations alvines liquides et noirâtres, urine peu abondante, terreuse et de couleur brune. Trois ventouses scarifiées furent appliquées par M. *Larrey* sur l'épigastre et les hypocondres : elles ne fournirent qu'une petite quantité d'un sang noir et oléagineux ; pas une goutte de sang vermeil : la peau se gonflait prodigieusement dans les ventouses, et l'on voyait, à travers le verre, des bulles nombreuses d'air ou de gaz sortir des incisions avec le sang. M. *Larrey* conseilla l'application réitérée des ventouses scarifiées sur l'épine dorsale, le thorax, les épaules, les bras et les cuisses ; des frictions, d'abord avec l'huile de camomille camphrée sur toute l'habitude du corps, ensuite avec la teinture de cantharides également camphrée ; quelques bains sulphureux chauds, des boissons mucilagineuses sucrées, et acidulées avec l'acide muriatique ; l'usage d'alimens nourrissans, légers, tels que les viandes d'animaux adultes, peu cuites ; les sucs de viande, du bon vin coupé avec de l'eau ferrugineuse, et un exercice modéré. Ce traitement fut exactement suivi pendant plusieurs semaines. Le malade guérit parfaitement, et même acquit de l'embonpoint.

Les différences qui séparent cette affection de la Cyanose sont tellement tranchées, qu'il me paraît superflu de les rappeler. Aucun praticien ne se laissera induire en erreur.

Coloration bleue par l'action du froid. Le froid produit souvent une coloration veineuse qui peut, selon les circonstances, acquérir une grande intensité. Un individu faible, plongé dans un bain froid, y présente bientôt une teinte livide. *Hippocrate* parle d'un ictère causé par le froid et par l'usage abusif du vin, dans lequel la peau devient livide et dure (1).

Un homme âgé de trente ans, bien constitué, après une marche fatigante pendant d'excessives chaleurs, fut surpris au milieu de la nuit, en plein air, par un orage très froid. Il sentit des douleurs et des picotemens en diverses parties; la sueur se supprima, et tout le corps devint d'une couleur noire tirant sur le violet. Il se manifesta des phlyctènes assez rapprochées. Le pouls était petit, serré; les gencives étaient saignantes; la langue offrait plusieurs bandes rouges qui donnaient du sang : il était survenu plusieurs hémorrhagies nasales. Les jambes et les pieds étaient gonflés, ainsi que les avant-bras et la main droite. Les urines étaient rares, rouges. Il y avait constipation, chaleur interne, soif ardente. Cet état fut combattu par l'em-

(1) De internis Affectionibus, sect. v, pag. 552.

ploi des antiphlogistiques et des laxatifs (1).

M. *Alibert* a vu à l'hôpital Saint-Louis un homme dont le visage et les membres offraient une couleur bleue très prononcée. Cet individu s'occupait un jour à décharger une provision de bois qui arrivait sur la Seine. Pour vaquer à ce travail, il s'était mis dans l'eau jusqu'à la ceinture ; la saison était excessivement froide ; tout à coup il fut frappé d'un engourdissement si extraordinaire, qu'on fut obligé de le ramener à bord. Les tégumens se couvrirent soudainement de taches rouges, qui finirent par devenir d'un bleu très prononcé. Il éprouvait des picotemens insupportables aux pieds et aux mains qui étaient d'une couleur d'azur, comme son visage. Une chose très remarquable, c'est que cet infortuné, qui auparavant était très enclin aux plaisirs de l'amour, y devint absolument insensible ; sa vue était considérablement affaiblie ; la faculté du tact était obtuse, et il percevait moins bien que de coutume les saveurs et les odeurs (2).

Le mode de production de ce genre de maladie, sa prompte diminution, l'absence de tout

(1) Observation communiquée par M. *Anglade*. Voy. Bulletin de la Société de l'École de Médecine, tom. 1, pag. 45.

(2) Nosol. Nat. tom. 1, pag. 342.

indice d'une lésion du principal organe de la circulation, etc., ne permettent pas de voir ici une Cyanose véritable.

Coloration livide du scorbut, du typhus. La teinte livide, les taches bleuâtres de la peau, la débilité musculaire, la tendance aux hémorrhagies, les syncopes, etc., que l'on observe dans le scorbut, présentent une certaine ressemblance avec les symptômes de la Cyanose. Aussi ces deux genres d'affections étaient-ils considérés comme analogues (1), avant que l'anatomie pathologique eût assigné à chacun d'eux la place distincte qu'ils doivent occuper dans les cadres nosologiques.

Le *Morbus lividus d'Hippocrate* (2), les *Febres lividæ* d'*Euriphron* et de *Galien* (3), étaient-elles des maladies bleues? Je ne le pense point. Il conviendrait plutôt de les rapprocher du typhus. Souvent, en effet, la lividité de la peau accompagne cette grave affection, ou en est la suite. Elle est quelquefois produite par la gastro-enterite chronique, et cesse avec elle (4).

Une pareille coloration peut se manifester

(1) Histoire de la Société Royale de Médecine, tom. IV, p. 266.

(2) De Morbis, lib. II, sect. V, pag. 485, ed. de *Foës,* 1621.

(3) Galeni in sext. lib. Hippocratis, de vulg. Morb. comment. prim. etc.

(4) *Broussais,* Examen des Doctrines, etc. proposition CDLIX.

après des maladies plus légères encore, lorsque le sujet est très affaibli. M. *Fouquier* a mentionné, sur le rapport d'un de ses élèves (1), l'exemple d'un soldat de l'armée d'Espagne, qui, guéri d'une fièvre tierce, présenta une teinte bleue aux lèvres, au nez, aux extrémités, etc. Les mêmes parties étaient froides, les yeux larmoyans, à moitié cachés par les paupières, ce qui donnait à cet homme un air de langueur. Il n'avait ni fièvre, ni toux, ni palpitations de cœur. Il mangeait avec appétit et dormait bien. Cet individu prit la gale, fut traité par la pommade citrine, fit de l'exercice, et la couleur bleue disparut successivement, d'abord aux lèvres, puis au reste du corps.

Dans les diverses circonstances que je viens de rappeler, la lividité était déterminée par l'injection d'un sang veineux dans les réseaux capillaires. Je ferai remarquer que cette coloration s'est constamment montrée lorsque la force tonique était diminuée. *Bichat* avait observé que dans les phlegmasies, la rougeur vive, vermeille, était l'indice d'un surcroît d'énergie, et la teinte livide, noirâtre, celui d'un affaiblissement marqué (2).

(1) Bulletin de la Société de la Faculté, 1819, pag. 365.

(2) Anatomie générale, tom. II, pag. 503 et 504.

Il y a cette grande différence entre les affections dont je parle, et la Cyanose, que, dans les premières, la débilité est la cause de la couleur livide, tandis que, dans celle-ci, la faiblesse est, aussi bien que la teinte bleue, l'effet de l'altération du sang. Ces maladies se distinguent, d'ailleurs, de la manière la plus facile, malgré l'analogie des apparences extérieures.

Ictère noir; melanchloros (1), *melasicterus* (2). Cette affection avait été rapprochée de la maladie bleue par M. *Baumes* (3); mais elle en diffère évidemment. Le genre de coloration est tout autre. Les organes primitivement lésés sont, le plus souvent, le foie ou la rate : cependant l'ictère noir est quelquefois idiopathique, et paraît tenir à une altération propre du corps muqueux de la peau (4). Tel était le cas relaté par

---

(1) *Galien*, de Locis affectis, cap. 1. — *Fernel*, Pathol. — *Vogel*, class. 8, gen. 307.

(2) *Sauvages*, class. 10, ord. 6, gen. 33. — *Sagar*, class. 3, ord. 6, gen. 134.

(3) Traité élémentaire de Nosologie, tom. II, pag. 27.

(4) Voyez les observations de *Jean Yonge*, Philosoph. Transact. 1709, n°. 323. — *Chr. Gottl. Ludwig*, Epist. ad Haller. Script. vol. 1, pag. 393. — *Franc. de Rict.*, de Tact. org. in Coll. Haller., tom. IV, pag. 10. — *Haller*, Elem. Physiol. tom. V, pag. 18. — *Blumenbach*, de Generis humani varietate nativâ. *Gotting.* 1776, pag. 52. — *Goodwin*, Dict. des Sciences méd. tom. VIII, p. 167.

M. *Gauthier* dans les Annales cliniques de Montpellier (1). J'observai, en 1814, à l'hôpital de la Charité de Paris, un homme âgé de soixante-sept ans, ancien militaire, qui présentait sur le tronc, les bras et les cuisses, une couleur brune intense, en divers points noire, et assez semblable à celle d'un vrai nègre. Cet individu mourut. M. *Chomel* reconnut que le corps muqueux était le siège exclusif de cette coloration (2). Deux autres faits analogues ont été, depuis cette époque, recueillis par M. *Rostan* (3).

Cette coloration noire, qui résulte souvent d'un mauvais régime et de chagrins violens, commence ordinairement dans certaines régions, et se répand ensuite d'une manière inégale. Son origine, son développement, la teinte particulière qu'elle offre, donnent aisément de son véritable caractère une juste idée, et empêchent de rattacher cette affection à la Cyanose.

Coloration bleuâtre par l'usage intérieur du nitrate d'argent. Le nitrate d'argent, employé depuis plusieurs années, avec quelque succès, dans les maladies nerveuses, et surtout dans

(1) 1811, tom. XXIV, pag. 73.

(2) Bulletin de la Société de la Faculté, tom. IV, pag. 114.

(3) Bulletin de la Société de la Faculté, 1817, tom. V, pag. 524; et nouveau Journal de Médecine, 1819, tom. V, pag. 22.

l'épilepsie, a produit une altération très remarquable de la couleur de la peau. Il a donné naissance à une teinte violacée, bleuâtre, qui, acquérant une intensité graduelle, a été portée jusqu'au noir.

La première mention de ce phénomène appartient au docteur *Swediaur*. Un ministre protestant, dit-il, des environs de Hambourg, attaqué d'une obstruction au foie, prit, par le conseil d'un empirique, de la dissolution nitrique d'argent; et ayant continué pendant plusieurs mois l'usage de ce remède, sa peau s'altéra insensiblement; elle devint enfin presque entièrement noire. Il y avait plusieurs années que cette couleur durait; elle commençait pourtant à diminuer (1).

Le docteur *J. A. Albers*, de Brême, prescrivit, en 1801, le nitrate d'argent à une femme épileptique, âgée de trente ans et mère de plusieurs enfans. Cette femme, soulagée par ce remède, en continua, de son chef, l'usage pendant trois ans et demi. Vers la fin de la dernière année, étant enceinte, sa peau devint bleuâtre, surtout à la face, au cou, aux mains et aux ongles. La

(1) *Fourcroy*, Médecine éclairée par les sciences physiques, tom. 1, pag. 342.

sclérotique était aussi colorée. La teinte bleue des tégumens augmentait à l'approche de la menstruation. La couleur du sang était absolument naturelle. La santé de cette femme n'était point d'ailleurs altérée; il n'y avait aucune gêne dans la respiration. Malgré l'emploi de différens moyens, la peau, dix ans après, était encore d'un bleu foncé (1).

Frappé par la singularité de ce fait, M. *Albers* s'informa si d'autres praticiens avaient recueilli quelque observation analogue. *Reimar*, de Hambourg, lui écrivit qu'il avait vu deux fois le même phénomène. Le professeur *Rudolphi*, de Berlin, lui annonça que pareil résultat avait été constaté par un médecin de Greifswalde. Les docteurs *Schleiden* et *Chaufepié*, de Hambourg, communiquèrent trois nouveaux exemples de cette coloration particulière des tégumens (2).

Le docteur *Roget*, médecin d'un dispensaire à Londres, ayant prescrit à une jeune dame atteinte d'épilepsie, le nitrate d'argent, et en ayant fait continuer l'usage pendant quatre à cinq mois, vit, quelque tems après la cessation de ce remède, la langue et l'arrière-bouche

(1) Medico-Chirurgical Transactions, tom. VII, pag. 284.

(2) Ibid. pag. 287.

prendre une nuance brune-noirâtre. Au bout de plusieurs mois, il aperçut une coloration sombre se manifester autour des yeux, et successivement sur les différentes parties de la surface du corps. Cette altération était permanente, et ne recevait aucune influence de l'époque de la menstruation (1).

Trois autres faits analogues ont été consignés par le docteur *Butini* jeune, dans sa Dissertation sur l'usage interne des préparations d'argent (2).

M. le professeur *Sementini* a mentionné, dans un mémoire sur le même sujet, le changement de couleur dont il s'agit. M. *Planche*, en donnant une analyse de ce travail, dit avoir vu, en 1817, dans l'hôpital de Guy à Londres, une femme âgée de soixante-dix ans, dont toute l'habitude du corps avait pris une teinte violette foncée, à la suite d'un traitement par le nitrate d'argent (3). M. *Caventou* a vu deux fois à Paris les mêmes effets (4).

J'ai réuni toutes ces autorités pour donner du phénomène de coloration dont je parle, une

---

(1) Medico-Chirurgical Transactions, tom. VII, pag. 290.

(2) De Usu interno preparationum argenti. *Genève*, 1815.

(3) Journal de Pharmacie. Février 1822, pag. 96.

(4) Ibid. Avril 1822, pag. 205.

idée positive. Il paraît que ce sel métallique, répandu dans l'économie animale et distribué vers les tégumens, y subit, sous l'influence de la lumière, une modification particulière, ou plutôt détermine dans quelque partie de la peau, probablement le corps muqueux, une altération plus ou moins prononcée. On sait que le plus léger contact de la pierre infernale sur l'épiderme produit bientôt une tache noirâtre.

L'altération de la couleur de la peau, causée par ce sel, ne pourrait être confondue avec la Cyanose que par des personnes étrangères à l'art. Les médecins n'auront besoin, pour se garantir de l'erreur, que d'un examen, même superficiel. La connaissance des antécédens serait presque suffisante; l'absence de toute lésion de la circulation et de la respiration achèverait de donner au diagnostique une entière solidité.

PROGNOSTIC.

La Cyanose est toujours une maladie très grave. En parlant des terminaisons, j'ai indiqué les faibles motifs d'espérance qu'elle laisse, et les fortes raisons de crainte qu'elle suggère : quelquefois elle amène une mort prompte ; d'autres fois elle se prolonge jusqu'après l'âge viril.

Lorsque cette affection s'accompagne de phénomènes alarmans, que l'oppression est forte, la débilité profonde, le froid intense, on juge aisément du danger que court le malade. La fréquence des accès, leur intensité, leur durée, le rétablissement plus ou moins complet qui leur succède, servent encore à fixer le prognostic.

THÉRAPEUTIQUE.

L'art ne peut opposer à la maladie bleue que des ressources très bornées. J'examinerai toutefois si l'on peut prévenir son développement; quels moyens, lorsqu'elle existe, doivent être employés pour la combattre ou en diminuer les effets; quel traitement exigent les accès ou paroxysmes; enfin, quelles modifications réclament, dans leur mode de curation, les maladies qui peuvent survenir pendant sa durée.

Prophylactique.

Lorsqu'il existe des vices de conformation du cœur ou des gros vaisseaux, les moyens conseillés dans l'intention de prévenir le développement de la Cyanose, seraient sans effet; mais si cette affection dépend uniquement de la permanence des voies naturelles de communication entre les systèmes vasculaires à sang rouge et à sang noir, tout ce qui favorisera l'exercice plein et entier de la respiration, l'explication complète des poumons, et la liberté du cours du sang dans ces organes, concourant à déterminer l'équilibre qui doit s'établir entre les circulations pulmonaire et générale, pourra contribuer à l'oblitération du trou de botal et du canal artériel. Ainsi, les évacuations sanguines qui dégorgent le système veineux; l'excitation des narines et des bronches qui provoque l'éternuement, la toux, l'expectoration des mucosités; les frictions aromatiques et chaudes, qui réveillent l'énergie vitale; en un mot, les moyens recommandés dans l'asphyxie des nouveau-nés (1), devront être regardés, dans cette occurrence, comme prophylactiques de la Cyanose.

M. *Thiebault*, pensant que la conformation vicieuse des organes est plutôt l'effet que la cause du dérangement de la circulation, en avait conclu que l'on pourrait garantir de la maladie bleue les enfans qui en seraient menacés, en laissant couler, au moment de la naissance, une suffisante quantité de sang par le conduit ombilical,

---

(1) *Heroldt*, de Vitâ in primis fœtus humani, et ejus morte sub partu. *Hauniæ*, 1802.

et en dégorgeant ensuite le système vasculaire, soit par des saignées du bras et de la jugulaire, soit par l'application des sangsues, etc. (1)

Traitement de la maladie.

La Cyanose, ainsi que je l'ai dit plusieurs fois, est ordinairement incurable. Les altérations profondes qui lui donnent naissance, leur fixité, leur persistance, ne laissent d'autre espoir que celui de prolonger l'existence et de la rendre plus supportable.

Il est cependant quelques cas particuliers dont j'ai parlé, dans lesquels on serait en droit d'attendre, sinon une guérison parfaite, du moins une amélioration satisfaisante; mais, il faut en convenir, l'art ne possède aucun *remède,* aucune *recette,* pour atteindre ce but désirable. C'est un pur bienfait de la nature, un effort heureux entrepris par cette puissance active qui veille à notre conservation, et que l'on peut seulement aider dans son utile, son important travail.

Les indications que présente cette maladie sont fondées sur ces résultats de l'observation. L'organisme est en partie privé de l'un de ses excitans naturels; la plupart des fonctions s'exé-

(1) Journal général de *Sedillot*, tom. XVII, pag. 273.

cutent avec lenteur et sans énergie; néanmoins la sensibilité se conserve, quelquefois s'exalte. Ainsi, les individus atteints de ce genre d'affection offrent un véritable état de débilité, n'opposent qu'une faible résistance aux causes d'altération dont ils sont environnés, et cependant ressentent vivement l'impression de ces agens destructeurs; d'où il suit que l'emploi des toniques modérés et non des stimulans actifs, la régularité du régime alimentaire, l'attention de proportionner la grandeur des exercices à l'étendue des forces, et la précaution de ne s'exposer aux influences extérieures qu'avec des moyens de garantie suffisans, doivent former les points essentiels du traitement de la Cyanose.

Ce traitement est presque entièrement hygiénique.

Un air pur, renouvelé, sec, convient aux malades dont je m'occupe. L'air de la campagne a paru quelquefois préférable à celui des cités populeuses (1). Sa température doit être assez élevée pour diminuer le froid habituel dont se plaignent ces individus.

Leurs vêtemens doivent conserver la chaleur, prévenir l'humidité, soutenir d'une manière

(1) Obs. 5.

égale, uniforme, toute l'habitude du corps. La laine sera, dans toutes les saisons, maintenue sur la peau, principalement aux membres. Les frictions sèches, chaudes, aromatiques, ont été employées, et peuvent être utiles. Les bains froids ont été essayés quelquefois sans succès (1); d'autres fois ils ont amélioré l'état du malade (2). On ne doit avoir recours à ces moyens que si la faiblesse n'est point assez profonde pour enchaîner la réaction vitale.

Il faut donner des alimens de bonne qualité, de facile digestion, tirés des substances animales, ou des végétaux amylacés, toniques, légèrement aromatiques. Leur quantité doit être déterminée par le besoin et ne pas excéder la mesure des facultés digestives. Le vin vieux, généreux, convenablement étendu d'eau, pourrait être employé aux repas. J'ai cependant observé plusieurs fois que cette boisson nuisait dans les maladies du cœur, soit organiques, soit nerveuses. Les eaux gazeuses, telles que celles de Spa, de Seltz, etc., m'ont paru bien préférables.

La liberté des évacuations alvines doit être favorisée.

---

(1) Obs. 2. (2) Obs. 48.

Lorsque la faiblesse est très grande, le repos le plus complet est impérieusement commandé; mais quand elle permet un léger exercice, celui-ci peut devenir utile, surtout s'il a lieu en plein air et sans occasioner de fatigue. On a essayé l'équitation; elle n'a pas eu de succès (1).

Il importe de donner à ces malades des consolations; d'éloigner de leur esprit les idées tristes que leur état, comparé à celui des autres hommes, doit leur suggérer; de réveiller l'espoir d'un meilleur avenir, sans toutefois s'exprimer avec une téméraire assurance, ni surtout donner de fallacieuses promesses; enfin de ménager des distractions relatives à l'âge, aux goûts des individus, et proportionnées à l'espèce d'inertie dans laquelle les tient plongés la faiblesse de leur constitution.

Hahn conseille les vomitifs quand la langue est chargée, l'haleine fétide, lorsqu'il y a anorexie, gonflement de la région précordiale. L'expérience a, de nos jours, appris avec quelle réserve ces moyens doivent être administrés. *Sandifort* en avait prévu les inconvéniens (2). Je ne conçois point quel avantage les individus atteints de Cyanose pourraient retirer de leur

(1) Obs. 2. (2) L. c. pag. 38.

emploi. Ils doivent augmenter la congestion céphalique, la gêne de la respiration, les palpitations de cœur.

Les purgatifs seraient moins dangereux. *Hahn* et *Sandifort* les recommandent; mais leur emploi ne doit être prescrit que d'après des indications bien évidentes.

Lorsque l'augmentation de la lividité, de la dyspnée, la plénitude des vaisseaux, les palpitations du cœur, la gêne des fonctions, un sentiment de pesanteur et d'anxiété, etc., annoncent un état de pléthore très marqué, les évacuations sanguines deviennent utiles; mais elles doivent, en général, être employées avec prudence. Je pense qu'il vaut mieux, dans ce cas, ouvrir une veine du bras, qu'appliquer des sangsues, à moins qu'il n'existe une fluxion manifeste sur un organe essentiel.

Les principaux phénomènes de la Cyanose étant dus à une perte d'oxigène, plusieurs médecins ont eu l'idée de restituer à l'organisme la quantité de ce principe dont il se trouve privé. *Lentin* a pensé que le séjour dans un air plus oxigéné que ne l'est ordinairement notre atmosphère, pourrait avoir d'heureux résultats (1);

---

(1) Recueil périodique de Littérature médicale étrangère; par *Sedillot* jeune, tom. 1, pag. 314.

mais n'aurait-on pas à craindre une trop vive excitation des poumons? D'autres ont conseillé l'usage du muriate suroxigéné de potasse (1). Il serait difficile de se persuader que quelques grains de cette substance, donnés à de longs intervalles, pussent réparer une perte qui est fort abondante et de tous les instans. Je préférerais diriger le surcroît d'oxigène vers la peau. L'appareil dans lequel sont administrées les fumigations sulfureuses pourrait utilement servir dans cette conjoncture. On n'élèverait pas trop la température de cette boîte, pour ne pas exciter une transpiration copieuse, et l'on dégagerait le gaz oxigène de l'oxide de manganèse par le moyen d'un acide minéral.

On avait cru remarquer que l'eau distillée de laurier-cerise donnait au sang veineux la coloration vermeille du sang artériel (2). M. *Marc* l'a essayé sans succès (3). L'acide prussique, assez souvent employé dans ces derniers tems, n'a paru exercer sur le sang aucune action particulière.

---

(1) Voy. *Burns* l. c. pag. 8.

(2) *Baylies*, Pratical Essays on medical subjects, pag. 34.

(3) Bulletin des Sciences médicales, oct. 1809, pag. 233.

Traitement des Paroxysmes.

Les malades pressentent quelquefois l'invasion du paroxysme. Il convient alors de leur faire garder le plus grand repos, de leur donner quelques antispasmodiques légers, un pédiluve chaud, etc. L'expérience leur indique les moyens les plus utiles. L'un des malades du docteur *Hunter* se couchait de suite sur le côté gauche et demeurait immobile pendant environ dix minutes ; l'accès était ainsi prévenu (1).

Quand le paroxysme est inopiné, ou n'a point été enrayé, on s'efforce d'en modérer l'intensité, d'en abréger la durée. On place le malade dans une situation favorable au jeu des poumons, à la facilité de la respiration et de la circulation ; on fait pénétrer dans l'appartement un air plus frais, et l'on prescrit divers moyens selon l'occurrence.

Si l'on observe une pléthore céphalique ou thoracique très prononcée, et que l'on redoute les effets de cette congestion, si du reste l'état du malade le permet, on fera de suite une petite saignée ou une application de sangsues.

Si le cas est moins pressant, on aura recours

---

(1) Obs. 5.

à l'immersion des membres inférieurs dans l'eau chaude, rendue plus excitante par l'addition de la graine de moutarde ; on fera prendre un liquide frais ; l'eau suffit quelquefois.

Lorsque la respiration se suspend, que le pouls se ralentit, que les palpitations se réduisent à un frémissement presque insensible, que le froid augmente, en un mot, qu'une syncope a lieu, on dirige vers les narines des vapeurs stimulantes (1), on réveille l'action des muscles inspirateurs, en exerçant sur le thorax des frictions graduées (2), on applique sur les membres et le tronc, des corps chauds, afin de régulariser, d'augmenter la température de la peau (3). Si l'âge et l'état du sujet le permettent, on le plonge dans un bain suffisamment échauffé (4).

Le développement des symptômes nerveux, pendant ces accès, exige l'usage des calmans, des antispasmodiques ; on fait des frictions avec un liniment camphré et opiacé (5), etc.

---

(1) Obs. 20. (2) Obs. 20, 30. (3) Obs. 10. (4) Obs. 29, 30, 31, 34. (5) Obs. 37.

Modifications que doit subir le traitement des maladies qui se manifestent chez les individus atteints de Cyanose.

Les phlegmasies n'ont point offert cette vive acuité qu'elles présentent chez les individus d'une constitution robuste. Dans leur traitement, une méthode trop débilitante aurait des inconvéniens graves. La pneumonie elle-même, contre laquelle d'abondantes émissions sanguines sont ordinairement si nécessaires, n'en exigent que de très modérées. On a vu la saignée, en pareil cas, affaiblir beaucoup, et les sangsues soulager peu (1). Je pense que l'emploi des vésicatoires aux cuisses et sur le point douloureux, serait plus avantageux.

Les hémorrhagies ne pouvant pas être considérées comme favorables, doivent être modérées, réprimées les légers astringens, les applications froides, les révulsifs conviennent.

Les hydropisies, le plus ordinairement symptomatiques, n'offrent qu'un cercle étroit d'indications particulières. La digitale pourprée, les préparations scillitiques prêtent leurs secours ; mais si ces moyens produisent quelque

(1) Obs. 48.

amélioration, elle n'est presque toujours que passagère.

Les affections qui, par leur nature, tendent à l'adynamie, requièrent, dans cette occurrence, plus que dans toute autre, l'emploi des toniques. Celles qui, dans les circonstances ordinaires, demandent une médication énergique, capable de déterminer un trouble notable dans l'économie, doivent être traitées suivant une méthode moins active, moins perturbatrice, afin de ne point aggraver directement la lésion du cœur, et indirectement la débilité déjà existante.

FIN.

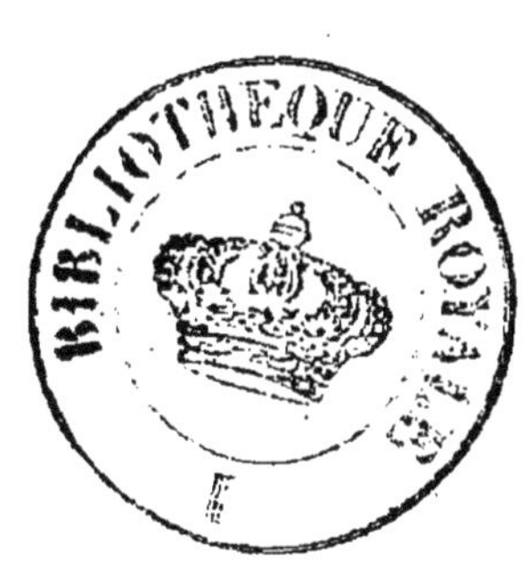

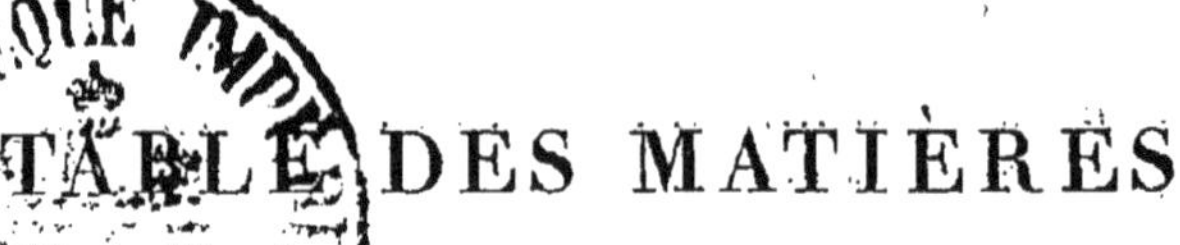

TABLE DES MATIÈRES

CONTENUES DANS CE VOLUME.

DEUXIÈME PARTIE. — HISTOIRE DE LA CYANOSE.

FIN DE LA TABLE.

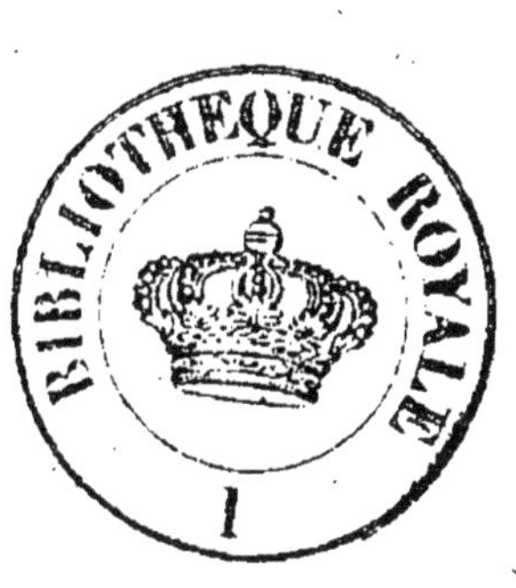
BIBLIOTHEQUE ROYALE
1

www.ingramcontent.com/pod-product-compliance
Ingram Content Group UK Ltd.
Pitfield, Milton Keynes, MK11 3LW, UK
UKHW020307230726
13925UKWH00001B/273